HANDBOOK
OF
WILD
CHINESE
CORDYCEPS
SINENSIS

中国野生冬虫夏草宝典

洪　惠
罗永康
谭雨青
吕焕志
林玉波

主　编

中国轻工业出版社

图书在版编目（CIP）数据

中国野生冬虫夏草宝典 / 洪惠等主编. --北京：
中国轻工业出版社，2024.8. --ISBN 978-7-5184-5043-5

Ⅰ．R282.71

中国国家版本馆CIP数据核字第2024A1A687号

责任编辑：罗晓航　　　　　责任终审：白　洁　　整体设计：锋尚设计
策划编辑：伊双双　罗晓航　责任校对：吴大朋　　责任监印：张京华

出版发行：中国轻工业出版社（北京鲁谷东街5号，邮编：100040）

印　　　刷：鸿博昊天科技有限公司

经　　　销：各地新华书店

版　　　次：2024年8月第1版第1次印刷

开　　　本：710×1000　1/16　印张：14.25

字　　　数：260千字

书　　　号：ISBN 978-7-5184-5043-5　定价：158.00元

邮购电话：010-85119873

发行电话：010-85119832　010-85119912

网　　　址：http://www.chlip.com.cn

Email：club@chlip.com.cn

本书编写人员

主　编　　洪　惠（中国农业大学）

　　　　　罗永康（中国农业大学）

　　　　　谭雨青（中国农业大学）

　　　　　吕焕志（浙江国坤堂健康控股集团有限公司）

　　　　　林玉波（浙江国坤堂健康控股集团有限公司）

副主编　　黄天卓（中国农业大学）

　　　　　郭良栋（中国科学院微生物研究所）

　　　　　魏立新（中国科学院西北高原生物研究所）

　　　　　张朝凤（中国药科大学中药学院）

　　　　　叶祖光（中国中医科学院中药研究所）

参　编　　（按姓氏拼音为序）

　　　　　陈　佳（浙江国坤堂健康控股集团有限公司）

　　　　　陈锦鸿（中国农业大学）

　　　　　达娃顿珠（西藏自治区冬虫夏草协会）

　　　　　董彩虹（中国科学院微生物研究所）

　　　　　董梦洁（中国农业大学）

　　　　　俄保才仁（青海省玉树州冬虫夏草协会）

　　　　　范　维（中国农业大学）

贡　嘎（西藏自治区那曲市冬虫夏草产业发展保护管理协会）

郭紫涵（中国农业大学）

韩淇安（中国农业大学）

孔　彪（西藏自治区林业和草原局）

李冰心（中国农业大学）

李玉玲（青海大学畜牧兽医科学院草原研究所）

林文飞（浙江大学生命科学学院食药用菌研究所）

吕永康（中国农业大学）

梅吉文（浙江国坤堂健康控股集团有限公司）

彭　强（浙江国坤堂健康控股集团有限公司）

王立山（浙江国坤堂健康控股集团有限公司）

旺　姆（西藏农牧学院）

吴佳琪（中国农业大学）

谢宇航（中国农业大学）

杨　方（江南大学）

姚孝宝（青海省冬虫夏草协会）

于千惠（中国农业大学）

周佳怡（中国农业大学）

序

　　《"健康中国2030"规划纲要》（简称《纲要》）中明确指出："充分发挥中医药独特优势"。作为中华医药瑰宝之一的冬虫夏草，发展其独特优势，正是对纲要的响应。《中国野生冬虫夏草宝典》讨论研究的"冬虫夏草"，既非虫，亦非草，而是以活虫体为营养物质的真菌。从更严谨的学术研究层面上，应该称其为"冬虫夏草菌"。

　　真菌的生存方式有三种，即腐生（saprophysis）、共生（symbiosis）和噬生（phageosis）。

　　"腐生"是从无生命的有机质中吸取营养物质的生存方式。它们在生态系统中负责死亡动植物残骸的物质循环，在自然界物质循环中起着重要作用。

　　"共生"是不同的生物始终共同生活在一起。它们也许是互惠共生（mutualistic symbiosis）、偏惠共生（commensalism）、拮抗共生（或称相克共生，antagonism symbiosis或antagonistic symbiosis）。

　　"噬生"是以活的生物体为营养物质进行生长发育的生存方式，真菌的噬生可使活体生物死亡而转化为菌体。

　　因此，冬虫夏草菌的生存方式即为噬生。所谓其虫体部分仅为死亡的虫皮，内含菌体，虫皮部分即冬虫夏草菌的"皮囊"。

　　2006年以前，隶属于11个属22个种的真菌曾被当作冬虫夏草菌而流行于产业界。直至2006年通过nrDNA间隔区（ITS）序列分析结果首次证实，中国被毛孢［*Hirsutella sinensis* Liu,Guo et al.（1989）］才是冬虫夏草菌的无性型菌种，其有性型名称为"*Ophiocordyceps sinensis*（Berk.）G.H. Sung et al.(2007)"。该结果在中国菌物学会于2006年组织的、全国有关冬虫夏草菌的产业界和学术界代表出席的学术研讨会上宣布，获得会议代表一致通过，并以由出席会议代表签名的报告形式向原国家食品药品监督管理局予以上报。

1990年以来的工业化冬虫夏草菌粉的"胶囊"，虽然也是源于"原版"的野生冬虫夏草菌，但都是冬虫夏草菌工业化繁育品的"皮囊"，而非本身，因而它们都是"原版"野生冬虫夏草菌的"再版"。因此，作为介绍冬虫夏草菌"原版"的《中国野生冬虫夏草宝典》的出版，对于践行纲要具有重要意义。

《中国野生冬虫夏草宝典》对冬虫夏草菌的形态结构、生长繁殖等生物学特性及其产地与生长条件进行了详细描述，深入探讨其繁殖过程和独特机制，为理解野生冬虫夏草菌的自然生长周期和繁殖方式提供了科学依据；对于野生冬虫夏草菌的化学成分，包括核苷类、碳水化合物、固醇类、蛋白质与肽、脂肪酸、矿物质等进行了概括，为揭示其药理作用和健康益处奠定了化学基础。

该书对野生冬虫夏草菌益肾、益肺和益肝的潜在功效及其免疫调节与抗肿瘤作用等方面予以全面深入的探讨；对其在预防和辅助治疗心脑血管疾病、糖尿病及其并发症方面的潜在价值进行了论述。该书还详细讨论了相关疾病的发生机制和野生冬虫夏草的辅助治疗作用，包括促进造血、活血化瘀和补益精气等；强调了野生冬虫夏草在增强免疫力和提高机体健康水平的传统应用，为这些慢性疾病的管理和治疗提供了新的视角。

《中国野生冬虫夏草宝典》由野生冬虫夏草行业标准制定者之一——"国坤堂"发起并组织食品科学专家、生物学家和中医药专家精心编写，汇集了野生冬虫夏草多方面的知识，为读者提供了关于这一珍稀药材的详尽信息和科学研究成果。该书将成为连接传统智慧与现代科学的桥梁，为推动野生冬虫夏草研究和应用的发展贡献一份力量。

中国科学院院士
中国科学院大学荣誉讲席教授
中国科学院微生物研究所研究员
2024年7月7日

前　言

　　随着现代生活节奏的加快，人们越来越重视健康和养生。在众多传统滋补品中，野生冬虫夏草以其独特的药用价值和保健功效，受到了广泛关注。《中国野生冬虫夏草宝典》是一本全面深入探讨野生冬虫夏草的专著，旨在为读者提供关于这一珍稀药材的详尽信息和科学研究成果。

　　本书由食品科学专家、生物学家和中医药专家组成的团队精心编写，汇集了野生冬虫夏草的多方面的知识。希望通过这本书，能够帮助读者更深入地了解野生冬虫夏草，认识其在现代医学和传统医学中的应用，并指导人们如何科学合理地利用这一天然资源。

　　本书共分为十三章，全面深入地探讨了野生冬虫夏草这一珍稀药材的多个方面。第一章带领读者了解野生冬虫夏草的生物学特性，揭示了其独特的形态结构和生活习性，同时追溯了古代文献中关于野生冬虫夏草的记载，包括藏医药文献、古代药典及其他书籍，以及西方学者的研究。第二章专注于野生冬虫夏草的生长与繁殖，详细描述了其产地与生长条件，并深入探讨了繁殖过程和独特机制，为理解野生冬虫夏草的自然生长周期和繁殖方式提供了科学依据。第三章讨论了野生冬虫夏草的保鲜贮运与加工方式，包括鲜野生冬虫夏草的食用概况、筛选分级和保鲜措施，以及干制野生冬虫夏草和冬虫夏草制剂的加工与贮藏方法，为野生冬虫夏草的商业化和日常应用提供了实用指导。第四章深入分析了野生冬虫夏草的化学成分，包括核苷类、碳水化合物、固醇类、蛋白质与肽、脂肪酸、矿物质等，为揭示其药理作用和健康益处奠定了化学基础。第五章至第七章分别探讨了野生冬虫夏草在益肾、益肺和益肝方面的潜在功效，详细讨论了相关疾病的发生机制和野生冬虫夏草的辅助治疗作用，突出了其在维护这些器官健康方面的重要性。第八章和第九章进一步讨论了野生冬虫夏草在预防和辅助治疗心脑血管疾病以及糖尿病及其并发症方面的潜在价值，为这些慢性疾病的管理和治疗提供了新的视角。第十章基于中医理论，探讨了野生冬虫夏草调理气血的功效，包括促进造血、活血化瘀和补益精气等方面，强调了野生冬虫夏草在增强免疫力和提高机体健康水平方面的传统应用。第十一章和第十二章分别阐述了野生冬虫夏草的抗疲劳与免疫调节作用以及抗肿瘤作用，为野生冬虫夏草在现代医疗保健中的应用提供了科学证据和新的可能性。第十三章详细讨论了野生冬虫夏草的真伪鉴别，包括性状识别、掺伪鉴别、野生与人工繁殖品的区分、不同产地野生冬虫夏草的鉴别方法，以及地理标志认证的重要性。这些内容对于消费者和专业人士在选择和购买野生冬虫夏草时，确保获得真正的高品质产品至关重要。

《中国野生冬虫夏草宝典》不仅适合作为中医药学者、健康养生爱好者的参考资料，也适合对野生冬虫夏草感兴趣的广大普通读者阅读。希望这本书能够成为连接传统智慧与现代科学的桥梁，为推动野生冬虫夏草研究和应用的发展贡献一份力量。

本书编写分工为：李冰心、姚孝宝、吕焕志编写第一章，吕永康、魏立新、董彩虹、洪惠编写第二章，黄天卓、林文飞、林玉波编写第三章，吴佳琪、张朝凤、郭良栋、谭雨青编写第四章，董梦洁、范维、叶祖光、洪惠编写第五章，谢宇航、贡嘎、罗永康编写第六章，谢宇航、周佳怡、杨方、罗永康编写第七章，陈锦鸿、陈佳、罗永康编写第八章，于千惠、陈锦鸿、梅吉文、谭雨青编写第九章，董梦洁、孔彪、王立山、谭雨青编写第十章，范维、李玉玲、洪惠编写第十一章，于千惠、旺姆、林玉波编写第十二章，郭紫涵、韩淇安、达娃顿珠、俄保才仁、彭强、吕焕志编写第十三章。书中插图（除引用图片之外）均采用Biorender会员账户绘制，由洪惠统一修改整理。全书由洪惠、谭雨青、罗永康、黄天卓统稿。

在编纂过程中，虽力求严谨准确，但鉴于野生冬虫夏草研究的复杂性和知识的不断更新，书中难免存在疏漏之处。诚挚地欢迎广大读者提出宝贵的意见和建议，以助我们不断完善和提升。

编者

2024年6月

目 录

第一章

冬虫夏草的生物学特性与历史文献

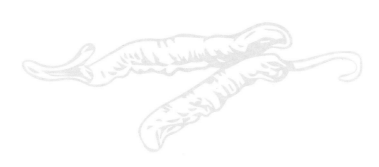

第一节　冬虫夏草的生物学特性

冬虫夏草（*Cordyceps sinensis*），名字仿佛映射出自然界的神秘韵味，早期人们对它的了解甚少，受物化理论影响，坚信"动物-植物"转化观，以为冬虫夏草在两种形态间转换，认为它们本质上并无差异，能够相互转化。清代医学家赵学敏则用阴阳理论阐释了冬虫夏草的形成和变迁。随后，科学研究揭示了其背后的奥秘：冬虫夏草的形成实际上是一种奇特的生物现象，它的形成源于孢子与虫草蝙蝠蛾幼虫的相遇。

一、形态结构

当你在山间采挖出一根奇特的"草"并将它表面覆盖的泥土清洗干净时，将会看到一个由虫变成草的奇迹。通常被清洗掉的泥土下面是一层白色的菌膜，其由冬虫夏草菌侵染虫草蝙蝠蛾幼虫后体内菌丝向外生长形成，该膜状网将僵虫包裹其中，此外还含有土壤中的其他杂菌。菌膜包被的冬虫夏草由虫体和子座两部分构成（图1-1），它实际上是一种虫生真菌。目前已记录的虫草[1]约有1000余种。其中，冬虫夏草是一种非常知名的麦角菌科 [Ciavieps purpurea（Fr.）Tul.] 真菌，也是古今中外文献中有明确记录的珍稀药材。冬虫夏草通常简称为虫草，但"虫草"一词并不能直接指代冬虫夏草。

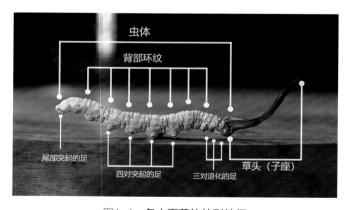

图1-1　冬虫夏草的外形特征

---

[1]　"虫草"通常用来描述一类特定的寄生真菌，它们在宿主（通常是昆虫或其他节肢动物）体内生长，最终导致宿主死亡，并在其尸体上形成子实体。如北美虫草、蛹虫草等。——编者注

（一）虫体的变迁

起初，冬虫夏草所谓的"虫体"实际上是一只虫草蝙蝠蛾幼虫，它被一种独特的菌类侵染。该虫体分为头部、胸节和腹节三部分，外观与普通蚕类似，体长3～5cm；表皮粗糙，呈黄棕色到土黄色，带有显著的环形纹理。其头部较小，表面皱缩，颜色从黄棕色过渡到红棕色，顶部长有子座；胸节与腹节之间的界线清晰，着深黄色至黄棕色；胸足呈节钩状，腹足则呈乳峰状；虫体质地较脆，具有腥味，切面为白色实心，可见消化道痕迹。但随着菌类在虫体内生长，这只幼虫停止了原有生命过程，转变为冬虫夏草的"虫体"部分。

（二）子座：冬虫夏草的"草"

冬虫夏草的另一构成部分是"子座"，它直立向上，形态类似草茎，质地柔软且嫩，颜色多呈深褐色或褐色，长可达数厘米。子座成熟时，顶部膨胀，表面长有许多微小颗粒，这些实际上是子囊壳，内含子囊孢子，预示着新生命的传播。经梁宗琦等观察，子囊孢子的发展主要经历原子囊孢子期、原孢子伸长期和子囊孢子形成期三个阶段（表1-1），成熟的子囊孢子呈线形、直立，在子囊内纵向平行排列或在中部至顶端缠绕排列。这个发展过程引人入胜，体现了自然界的复杂性与生命的神奇。

表1-1　冬虫夏草子座子囊孢子发育过程

时期	子囊孢子数量/个	孢子形状	描述
原子囊孢子期	8	球形、椭圆形、卵圆形或长圆形	孢子大小为（4.8～10）μm×（3.6～6）μm
原孢子伸长期	1、2或4	—	逐渐形成分隔，分隔距离为30～37.5μm
子囊孢子形成期	2	—	继续伸长并不断出现分隔，孢子大小为（6～12）μm×（3.6～6）μm，败育的子囊孢子被挤到子囊基部之后消失

资料来源：梁宗琦等，1995。

二、生活习性

（一）生长环境

冬虫夏草的生长环境颇为独特，主要散布在青藏高原及其周边地区，海拔范围在3000～5000m的高山雪线和峡谷地带。这些地区的植被以高山草甸或高寒灌丛为主，特点是气候寒冷、昼夜温差显著、冻土期长且没有绝对无霜期。这里阳光充足、紫外线强烈，为冬虫夏草的生长提供了理想条件，人们可在开阔的山地草原上挖掘（图1-2）。冬虫夏草的分布与其寄生的昆虫——虫草蝙蝠蛾幼虫及冬虫夏草菌的分布密切相关，受到海拔高度、植被类型、土壤结构、坡向、小气候以及温度、光照、相对湿度等自然和人为因素的综合影响。作为一种偏好寒冷环境的物种，"最暖月、最高温"成为决定冬虫夏草生长和分布的关键限制因素。

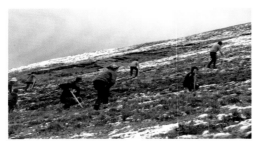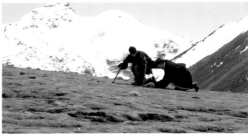

图1-2　采挖冬虫夏草的场景

（二）冬虫夏草菌及其寄主昆虫

在自然条件下，冬虫夏草是蝙蝠蛾科（Hepialidae）昆虫的幼虫被麦角菌科真菌冬虫夏草菌侵袭后形成的虫菌复合体。

1. 冬虫夏草菌

冬虫夏草菌属于虫生真菌，分类上属于真菌门（Eumycota；Mycobionta）子囊菌亚门（Ascomycotina）粪壳菌纲（Sordariomycetes）肉座菌目（Hypocreales）麦角菌科。其菌丝结构致密，气生菌丝较少，导致其在肉眼下观察时呈现出肉质状的菌落形态。冬虫夏草菌具有有性阶段和无性阶段。有性阶段主要是生殖生长，发生在冬虫夏草真菌寄生在其宿主——虫草蝙蝠蛾幼虫上后，在此阶段，真菌形成成熟的子囊，释放孢子以扩散并寻找新的寄主幼虫，以进行新一轮的感染和生长。而无性阶段则是指菌丝体的营养生长，在适当的培养基上能够进行组织分离和培养。

在探索冬虫夏草菌的生长发育过程中，随着相关菌株的不断发现，关于冬虫夏草菌是单一菌种还是多菌种观点不一，大致可以归纳为三种：

（1）单一真菌说　有学者认为冬虫夏草主要由一种真菌构成，即中国被毛孢（*Hirsutella sinensis*），它是冬虫夏草菌（*Ophiocordyceps sinensis*）的无性型。这个观点基于对生命周期和形态学的研究，认为这种无性型真菌最终发展成为性型的子座。

（2）多种突变基因型菌说　部分研究者，如姚艺桑通过分子生物学方法发现，天然冬虫夏草的子座中存在多个突变基因型的菌株。这表明冬虫夏草可能不是由单一菌种构成，而是包含了一组具有基因多样性的真菌群体。这些不同的菌株可能在不同的生长阶段或在不同的宿主体内表现出差异性。

（3）多种真菌总称说　还有学者认为冬虫夏草应该被视为多种真菌的总称，不仅包括中国被毛孢，还可能包含其他种类的真菌。这个观点基于对天然冬虫夏草样本的微生物群落分析，发现了除中国被毛孢以外的其他真菌（如一些内生真菌、表生真菌、竞争性或病原真菌）。

2. 寄主昆虫

在自然环境中，冬虫夏草的形成必须经过虫草蝙蝠蛾的幼虫被冬虫夏草菌感染。虫草蝙蝠蛾属于完全变态昆虫，具有坚硬的外壳和细长的触角，翅膀宽阔。其生命周期主要经历卵期、幼虫期、蛹期和成虫期四个阶段，通常需要3~6年完成整个生命周期（表1-2）。此外，由于不同的蝙蝠蛾种类和环境条件不同，其生命周期的时长也会有所差异，而且全年可能出现世代重叠[1]的情况。

表1-2　蝙蝠蛾科的生命周期

生命周期	持续时间	描述
卵期	30~70d	卵在适宜的温湿度条件下孵出的幼虫会迅速钻入土中

---

[1] 世代重叠：在同一时间内，不同年龄或生命周期阶段的同种个体共存的现象。这意味着在某一时点，可以同时观察到一个物种的多个生命周期阶段，如卵期、幼虫期、蛹期和成虫期个体共存于同一个环境中。——编者注

续表

生命周期	持续时间	描述
幼虫期	占据整个生命周期的90%，3～4年	幼虫一直在5～35cm的土壤深处并以植物的嫩根为食
蛹期	30～40d	羽化出的成虫由白色变为棕红色又变为棕黑色，前后翅布满花斑
成虫期	3～8d	极为短暂，经羽化、交配、产卵后便会死去

资料来源：刘静远等，2020。

　　虫草蝙蝠蛾与桑蚕同属于鳞翅目昆虫，但其适于在高海拔环境生存，主要分布在我国青海、西藏、甘肃、四川、云南等地区。这种蛾类的分布具有明显的地带性、地貌组合的区域特征和垂直分布性，最适合在高寒草甸土上生长，通常在15°～22°坡度的浑圆山顶和分水岭的两侧分布较为集中。

第二节　古代文献中的冬虫夏草记载

一、中国古代文献对冬虫夏草的记载

　　冬虫夏草作为我国的珍贵特产，自古就被作为中药材使用。对冬虫夏草的了解最早可以追溯到公元前的西周至秦朝时期，在那时出土的文物中已发现有以虫草为图案的玉雕饰品。

　　冬虫夏草在藏语中称为"牙儿札更布"。公元710年，唐中宗时期，金城公主和亲吐蕃时，大量医药人员和医学文献随之传入，其中成书于此时的《月王药诊》（710年，医僧摩诃衍、毗卢遮那翻译）是我国现存最早的藏医学经典著作，奠定了藏医药学的基础。该书首次提及"牙儿札更布"具有"治肺部疾病"的功效，标志着冬虫夏草在治疗肺部疾病方面药用价值的重要发现。公元780年，《藏本草》（780年，作者不详）中也记载了冬虫夏草的"润肺、补肾"功效。

　　在藏医药理论中，人体由"培根""隆"和"赤巴"三部分组成。"隆"代表气的元素，集中在脑髓、心肺及骨骼中；"赤巴"呈现火的特性，分布在肝脏和血液中；

"培根"则包含水和土的性质，主要存在于脾、胃、膀胱中。15世纪，藏医南方学派创始人索卡·年姆尼多吉在《医学千万舍利》（1400年）中记载冬虫夏草"味甘、微涩，消化后味苦，性温，效润而柔"，指出其能清除"隆"和"赤巴"之病，尤其在治疗生命气息疾病和胆汁疾病时，能够不增加痰液，并在增强精液和性欲方面有特殊功效。书中首次详细描述了冬虫夏草的生长环境和形态，如夏草冬虫生长在被草覆盖的山坡上，夏天呈现为长在蠕虫身上的草状物，形似野山蒜叶，花朵类似莎草，到了秋末，其根部形状类似小茴香种子；还记载了将冬虫夏草与麻雀及其他药材一同用牛奶煮沸后制成丸剂服用的方法。《图鉴》（成书时间、作者不详）提到冬虫夏草生长在高山雪线灌丛林地，具有清肺热、治疗肺病和"培根病"的功效，《金汁甘露宝瓶札记》（成书时间不详，工珠·云丹嘉措）也提到冬虫夏草味甘、性温，滋补肾阴，润肺，治肺病、培根病，强调其药性平和并有助于缓解肺热、胃痛等症状。

《藏医药》（8世纪下叶，宇妥·元旦贡布）记载冬虫夏草味甘、性平，补肺益肾，强精，化痰，其主要用于治疗肾腰疼痛、阳痿遗精、虚弱老损、老年性慢性支气管炎。《西藏冬虫夏草》（成书时间、作者不详）指出其可治疗老年慢性支气管炎、肺结核、肺气肿及肺炎等病症。《新编藏医学》[1979年，西藏自治区藏医院（西藏自治区藏医药研究所）]强调冬虫夏草治疗腰膝酸痛、阳痿遗精、体虚多病、支气管炎等。《新编藏药配方》（成书时间不详，益西坚赞）指出其滋补强身，对阳痿遗精、体虚多病、支气管炎等症状有效。《药性歌四百味》（成书时间不详，龚廷贤）中记载冬虫夏草味甘性温，对虚劳咯血、阳痿遗精有疗效。《饮片新参》（1935年，王一仁）中提到其"养肺肾阴，治吐血劳嗽"。《青藏高原药物图鉴》（1972年，青海省生物研究所）中记载冬虫夏草可治疗肺结核、老人衰弱伴咳嗽、贫血虚弱、神经性胃炎、呕吐反胃、食欲不振、老人胃寒等。《甘露宝库》（15世纪，苏嘎年尼多吉）记载冬虫夏草能恢复精气，调节身体功能。

东晋时期的王嘉在《拾遗记》中提到："员峤之山有冰蚕"，其中"员峤山"被认为是传说中五大仙山之一，位于渤海东侧，所述的"冰蚕"经现代考证可能指的是冰蛆（雪蛆），即现在的冬虫夏草。此说法若成立，表明我们的祖先在公元4世纪初就已经能够识别并记载冬虫夏草。从公元9世纪到公元16世纪，也就是从唐末到明代中期，汉民族对雪蚕（或雪蛆）、冰蚕（或冰蛆）的了解逐渐深入，在众多汉族文献中均有所记载。北宋的江休复在《嘉祐杂志》中首次提到"雪蚕"，南宋的周密在《癸辛杂识》中首次提及"冰蛆"。明初叶子奇在《草木子》中描述了雪蚕的生活环境："雪蚕生阴山以北，及峨眉山北，人谓之雪蛆。二山积雪，历世不消"，阴山位于内蒙古河套地区，峨眉山则在四川，表明古代这些地区可能有冬虫夏草生长。到了明代中期，李时珍在《本草纲目·卷三十九》中收录了雪蚕，并评价其"甘寒无毒"，可"解内热渴疾"。这些文献资料表明，在那一时期，汉民族对可能指冬虫夏草的雪蚕（或雪蛆）、冰蚕（或冰蛆）的认识日渐增多，并逐步了解到它的药用价值。

冬虫夏草在中原地区的应用始于明末清初，相关的药典记载如表1-3所示。

表1-3　冬虫夏草在古代药典中的记载

成书时间	作者	药典名称	描述
1615年（明）	龚廷贤	《寿世保元》	味甘性温，虚劳咯血，阳痿遗精
1649年（清）	汪昂	《本草备要》	甘平，保肺益肾，止血化痰，止劳咳
1712—1722年（清）	唐方沂	《青藜馀照》	四川产夏草冬虫，根如蚕形，有毛能动，夏月其顶生苗，长数寸，至冬苗槁，但存其根，严寒积雪中，往往行于地上。京师药铺近亦有之，彼尚康熙时也。迩年苏郡渐有，但古来本草及草木诸典故从未之及，未详性味
1741年（清）	徐大椿	《药性切用》	性味甘平，滋肾保肺，功专止血化痰，能已劳嗽
1757年（清）	吴仪洛	《本草从新》	冬在土中，身活如老蚕，有毛能动，至夏则毛出土上，连身俱化为草。若不取，至冬则复化为虫。入肺、肾二经。味甘、性平。保肺、益肾、止血、化痰、已劳嗽。四川嘉定府所产者最佳。云南、贵州所出者次之
不详	不详	《吾三卷香》	冬虫夏草可治胃痛，筋骨疼痛
不详（清）	朱枫	《柑园小识》	冬虫夏草生打箭炉，冬生土中如蚕，夏则头上生苗。形长寸许，色微黄，较蚕差小，如三眠状，有口眼，足十有二，宛如蚕形，苗不过三四叶。以酒浸数枚，啖之，治腰膝间痛楚，有益肾之功。以番红花同藏则不蛀。或云：与雄鸭同煮食，宜老人……凡病后调养及虚损之人，服之愈速
1765年（清）	赵学敏	《本草纲目拾遗》	夏草冬虫，出四川江油县化林坪，夏为草，冬为虫，长三寸许，下跌六足，屈以上绝类蚕，羌俗采为上药……夏草冬虫，功与人参同，能治诸虚百损。以其得阴阳之气全也……功与人参、鹿茸同，但药性温和，老少病虚者皆宜食用；冬虫夏草性温暖，补精益髓，此物保肺气，实腠理；潘友新云治膈症；周兼士云治蛊胀，近日种子丹用之
1795年（清）	龙柏	《脉药联珠药性考》	味甘、性温、秘精益气，专补命门；甘平，保肺益肾，补精髓，止血化痰，已劳嗽，治膈症皆良

续表

成书时间	作者	药典名称	描述
1808年（清）	王秉衡	《重庆堂随笔》	冬虫夏草，具温和平补之性，为虚疟、虚痞、虚胀、虚痛之圣药，攻胜九香虫。凡阴虚阳亢而为喘逆痰嗽者，投之悉效，不但调经种子有专能也
1825年（清）	章楠	《医门棒喝》	冬虫夏草，冷反活而变虫，热反死而变草，又何也
1840年（清）	姚澜	《本草分经》	甘平，补肺益肾，止血化痰，治劳嗽
1848年（清）	吴其濬	《植物名实图考》	此草两广多有之，根如蚕，叶似初生茅草，羊城中采以为馔，云鲜美
1893年（清）	唐宗海	《本草问答》	又如冬虫夏草……此物冬至生虫，自春及夏，虫长寸余粗如小指，当夏至前一时犹然虫也。及夏至时，虫忽不见，皆入于土，头上生苗，渐长到秋分后，则苗长三寸，居然草也……观其能化雪，则气性纯阳，盖虫为动物，自是阳性，生于冬至，盛阳气也。夏至入土，阳入阴也，其生苗者，则是阳入阴出之象，至灵之品也

　　医学家张山雷在1920年编写的《本草正义》中论述了冬虫夏草的性能："入房中药用……此物补肾，乃兴阳之作用，宜于真寒，而不宜于虚热，能治蛊胀者，亦脾肾之虚寒也"；他引用了赵氏等的观点，强调冬虫夏草能兴阳温肾。1941年，周志林在《本草用法研究》中指出："此物一虫一草，一热一寒。夏草性寒，单用可能导致妇女绝孕无子；冬虫性热，能壮命火，益精髓，补肺肾，实腠理。两者同用则甘，无毒，养肺益阴，化痰，益气，止血，治劳嗽膈症，诸虚百损"。这些古代医学文献对冬虫夏草的药用和临床应用价值进行了详细阐述，显示了其作为中药材的高度药用价值和保健作用，冬虫夏草被广泛应用于治疗多种虚弱相关疾病。

　　除了药典中记载的信息外，冬虫夏草在古代其他书籍中也有很多描述，包括它的生存环境和功效（表1-4）。

表1-4　冬虫夏草在古代其他书籍中的记载

成书时间	作者	书籍名称	描述
1735年（清）	黄廷桂	《四川通志》	出里塘，拨浪江山。明谓之温暖，其说其是，又称其补精益髓，则盛言其功效耳，不尽可凭也。此物补肾，乃兴阳之作用，宜于真寒，而不宜于虚热
1744年（清）	袁栋	《书隐丛说》	出陕西边地，在夏则为草，在冬则为虫，故以是名焉。浸酒服之，可以却病延年

续表

成书时间	作者	书籍名称	描述
1749年（清）或更早	吴敬梓	《儒林外史》	奉过酒，头一碗上的冬虫夏草，万雪斋请诸位吃着
清代	檀萃	《黔囊》	夏草冬虫出乌蒙塞外，暑茁土为草，冬蛰土为虫
1777年（清）	七十一	《西域闻见录》	生雪山中，夏则叶歧出，类韭，根如朽木，凌冬叶干则根蠕动化为虫，入药极热
1791年（清）	徐昆	《柳崖外编》	滇南有冬虫夏草，一物也，冬则为虫，夏则为草。虫形似蚕，色微黄。草形似韭，叶较细。入夏，虫以头入地，尾自成草，杂错于蔓草薄露间，不知其为虫也
1792年（清）	马揭、盛绳祖	《卫藏图识》	冬虫夏草，出拨浪工山，本草不载，性温暖，补精益髓
1845年（清）	姚莹	《康輶纪行》	
1804年（清）	陈镛	《樗散轩丛牍》	此小金川所产，名冬虫夏草，虫性耐寒，故冬月则到处蜿蜒，夏日即缩入土，虫腹精液即化绿草而从尾出。该草长一二寸，虫乃死
不详	不详	《得觳轩丛膘》	土人往往取以炖鱼肉鸡鸭食之，大补肾水；亦可配合补药老年人食之更宜……人患心头疼。以此虫煎汤食之，立愈，永远不发
清代	齐学裘	《见闻续笔》	有冬虫夏草，冬则虫蠕蠕而动，首尾皆具；夏则为草，作紫翠杂色
1793年（清）	秦武域	《闻见瓣香录》	云其性热，大滋补……长可三寸许，半带草叶，叶细如韭，少半为根，皮层如蛹
乾隆年间（清）	李心衡	《金川琐记》	俗称虫草初生，朗芽一缕如鼠尾，长数寸，无枝叶，杂生细草中，采药者需伏地寻择，因芽及根。虫形未变，头嘴倒置土中，短尾对生，背有蝥曲纹，棱棱可辨，芽从尾出，盖直僵蚕，非仅形似也。然剖之，已成草根。每岁唯四月末及五月初可采，太早则蛰虫未变，太迟则变成草根，不可辨识矣
1875年（清）	李佑贤	《吾庐笔谈》	冬虫夏草乃植生而冬动物，今闽、广尚有之

　　除了相关书籍记载，古代诗人对冬虫夏草也有描述。清代蒲松龄在乡间担任私塾教师期间，常为百姓看病，他的《吟冬虫夏草》写道："冬虫夏草名符实，变化生成一气通。一物竟能兼动植，世间物理信无穷"，诗中不仅形象地描绘了冬虫夏草的奇特，还表达了蒲松龄对自然界万物属性和变化无穷的认识。同样，清朝道光年间济南的王培荀在《听雨楼随笔》中赋予冬虫夏草以诗意："何形毕竟是真形，为草为虫化未停。那是流因茧终天，春风原上不重青。居然小草宿根存，蠕动还能返本真。自有

真机随变化，炎凉总不负天恩"，诗句透露出对冬虫夏草生命力和变化奇迹的赞叹。这些文献和诗作不仅丰富了冬虫夏草的历史记载，也体现了人们对其药用价值的逐渐深入认识。

二、西方学者对冬虫夏草的记载和研究

1723年，法国传教士多米尼克·巴多明（Dominicus Parennin）在一封发自北京的信件中提到了一系列珍稀药材，涵盖了冬虫夏草、三七、大黄、当归及阿胶等。这批药材被送往法兰西科学院，为西方世界首次深入了解中国独特药材敞开了一扇大门。在信中，他详细描述了冬虫夏草的外观（虫态）、产地（西藏、川藏交界处）、药用效果（增强体力及恢复活力）及其市场价值。巴多明还分享了他个人使用该药材的经历：1720年，川陕总督拜见皇帝时，带来了包括冬虫夏草在内的几件珍奇之物。当时，巴多明正感身体羸弱，食不知味，夜间难以成眠。遵照总督的建议，他尝试食用了一只内填冬虫夏草、以文火慢炖的鸭子，结果令他食欲大增，体力得到显著恢复。这段经历唤起了他对此药材更深的兴趣，因此他请求从湖广省再寄来更多这类珍贵药材。遗憾的是，当他收到这些冬虫夏草时，它们已因保存不当而发黑变质，且遭虫蚀，但即便如此，其价值仍相当于四倍重量的银两。

巴多明关于中国冬虫夏草的描述，揭示了冬虫夏草在1723年之前便已被清朝宫廷医师作为药材使用。1886年，爱尔兰人埃德蒙·B. 伊瓦茨（Edmund B. Ivatts）发表《冬虫夏草》（*Torrubia sinensis*），他详细叙述了自己每日两次服用冬虫夏草粉末的体验，并推测该药物可能对治疗肝痛、便秘及阳痿等症状有所帮助。1918年，美国真菌学家柯蒂斯·G. 劳埃德（Curtis G. Lloyd）发表了《来自中国齐天锡的夏草冬虫》一文，其中介绍了"Hia Tsao Tchong"（直译为"夏草冬"），并展示了在美国科罗拉多州丹佛市一家中药店购得的冬虫夏草照片。这一系列文献记录，标志着冬虫夏草开始跻身国际舞台，成为跨国贸易的商品之一。

随着1723年巴多明将约300个冬虫夏草标本从北京寄往巴黎的法兰西科学院，中国的冬虫夏草首次传入西方，逐步激发了西方对这一奇异药材的好奇心，同时也带来了一定的认知难题。尽管最初由法国昆虫学家雷奥米尔（Réaumur）和英国昆虫学家约翰·O. 韦斯特伍德（John O. Westwood）对这些标本进行的科学描述并不完全精确，但此举象征着西方对冬虫夏草研究的开端。到了1883年，意大利植物学家萨卡多（Saccardo）在其专著中将冬虫夏草的学名正式确定为"*Cordyceps sinensis*

（Berk.）Sacc.", 该命名一直沿用至今。2007年，Sung及其同事将冬虫夏草的学名更新为"*Ophiocordyceps sinensis*（Berk.）G. H. Sung, J. M. Sung, Hywel-Jones & Spatafora", 这一名称已经得到学术界广泛的认可。

第三节　民间药用与历史传说

一、传统药用记载

乾隆年间，唐铨衡在《文房肆考》中记载了一个故事：孔裕堂的弟弟通过每日将冬虫夏草与肉食、蔬菜同炖服用，逐渐治愈了其害怕风邪的病症。这表明当时人们相信冬虫夏草具有强肺固体功能。同治元年，王士雄在《随息居重订霍乱论》中描述了一个病例：刘氏妇、朋友沈则甫、吴氏儿子三人在患病后表现出气液两亡、本虚邪不盛的症状，通过使用冬虫夏草及其他药材配成的药方治疗后，病情得到显著改善。光绪年间，《血证论》卷六记载了一种治疗肾阴不足、真阳外浮、发热喘促等症的方法，即通过从阴引阳，使用桑叶、云苓、白芍、冬虫夏草等中药配制的三才汤进行治疗；心禅僧在《一得集》中记录了宁波蓬莱宫羽士陈信良因肺脾两虚患病，经过服用冬虫夏草等能促使土金相生的中药二十多剂后痊愈的事例。

费绳甫在《费绳甫先生医案》中记载了使用冬虫夏草治疗肺部咳嗽的案例："《经》[1]言'形寒饮冷则伤肺'，咳嗽虽减，肺阴受伤，络血上溢，内热口干，脉来弦细而数。病情已然恶化，治疗应着眼于清养肺阴，同时化解痰热"。陆锦燧在《景景医话》的"记继室汪氏怯病治愈情形"一节中，描述了汪氏由于忧心肝郁生火导致的咳嗽，经久不愈并日益严重，通过《千金方》中推荐的生粉沙参、百合、冬虫夏草、丹皮、丹参的配方治疗，不仅平息了肺病也缓解了肝郁，最终病愈。

1919年出版的清代王士雄著、石念祖译注的《王氏医案绎注》卷九中，记载了童哲卿的妻子怀孕期间患上咳嗽，分娩后病情未见好转，反而日益严重。孟英医师通过诊断，发现其脉象虚弦而数，舌头光滑赤红无苔，随即开出苁蓉、石英、龟板、茯苓、冬虫夏草等药材组成的方子。病人在服用这些药物后，咳嗽次数有所减少，头疼

---

[1]　此处"《经》"指《黄帝内经》。——编者注

也逐渐缓解。在王士雄的另一部医案著作《回春录》的"内科咳嗽"章节中，记录了王浍涵室——一位六旬老人长期受痰嗽之苦，体弱多病，广泛服用补剂却病情加重。医师孟英经诊断后，开出熟地、苁蓉、龟板、胡桃、百合、（紫）石英、茯苓、冬虫夏草等中药药方治疗，病情在服药10d后好转。

在凌晓五先生的遗著《凌临灵方》"久嗽吐白血"章节中，介绍了使用蜜炙冬虫夏草治疗咳嗽的方法。吴克潜在《儿科要略》第六章"咳嗽论治"的"内伤咳嗽"一节中记述了利用冬虫夏草等中药补肺养血，治疗咳嗽。熊慧生在《医学经验录·医案》的"内科·喘咳"章节和邹孟城的《三十年临证经验集》中，都提到了在治疗内科虚劳咳嗽拯阴虁的方剂中使用冬虫夏草。

古籍中记载了冬虫夏草用于治疗多种疾病的情况，其中不仅包括咳嗽，也涵盖了治疗消渴症，即现代所称的糖尿病。清代丁甘仁的《丁甘仁医案》卷五有使用冬虫夏草治疗消渴症的案例。《鲁楼医案》记载了一个病例，曹氏从昏迷不醒的状态逐渐恢复至能够行走，六次治疗方案都使用了冬虫夏草，该书还提到了另一个使用冬虫夏草治疗糖尿病的案例。

在清代张聿青的《张聿青医案》中，广泛记载了应用冬虫夏草来治疗各种疾病，尤其在治疗虚损症状时频繁使用，详细记载见"卷四·虚损"。邵兰荪的《邵兰荪医案》在"卷二·虚劳"中也有多处使用冬虫夏草的记载。《重订广温热论》的"第二卷 验方妙用·补益法"中介绍了如何用冬虫夏草配合其他中药材进行血液滋养的配方。《全国名老中医秘方》的"长寿滋补秘方"部分中的"滋阴补用方"提供了两个含冬虫夏草的方剂，旨在益肺肾、补精髓。

由此可见，冬虫夏草在传统中医中占有重要地位，被广泛用于治疗肺部疾病、糖尿病及进行身体补益等，历代医学家对其药用价值给予了高度评价并记录在各种医学著作中。

二、历史传说故事

（一）虫草娘娘

在这个古老的传说中，月宫的嫦娥仙子拥有一种奇异的菌类"娘娘"，它是嫦娥仙子长生不老秘诀的守护者。这种不同寻常的菌类依靠玉兔搜集，每年仅需一小滴即可免受饥饿，显示出它的神奇力量。一次意外导致"娘娘"洒落凡间，从广寒宫的冰冷到人间的炎热经历了剧变，并最终在青藏高原找到了适合的栖息地。在那里，它与虫草蝙蝠蛾蛹结合，形成了新的生命形态。因无法忍受炎热，它在头上长出一棵草以散热，人们发现并称其为"冬虫夏草"。

实际上，"冬虫夏草"是"虫草娘娘"的后代。"娘娘"头上有三棵草，挖掘冬虫夏草的人都知道，冬虫夏草是成群结队生长的，每一群只有一棵有三个头的，那就是"虫草娘娘"。这种珍稀的发现象征着富饶，因为找到"虫草娘娘"的地方通常还会有更多后代；在寻找时要记住"她"喜欢寒冷的环境，因此应在山的背阴面进行寻找。

（二）冬虫夏草圣药救阿妈

在很久以前，在西藏北部的高原，生活着一位名为夏草的姑娘，与患有眼疾的母亲和年幼妹妹相依为命。夏草深受母亲的疾病困扰，她决定要等母亲痊愈、妹妹长大后再考虑个人的婚事。一夜，山神在梦中指引她，只要翻过大雪山，便能找到可治愈母亲的神秘村落。

翌日，夏草踏上寻找治愈之地的旅程，备好十天干粮，独自一人向雪山进发。跨越荒凉的雪山后，夏草筋疲力尽，终在草地上昏厥过去。醒来时，她发现旁边坐着名为冬虫的英俊青年，他来自"梅邦山"下的"健康国"，那里的居民以神秘的"长角的虫子"而长寿。

冬虫将夏草带到风光明媚的"健康国"，那里四季如春，人民长寿健康。村民热情接待，赠予夏草"长角的虫子"。夏草带着"长角的虫子"与冬虫一起回到自己家，用其炖肉治疗母亲，母亲的眼疾渐渐好转并恢复健康。母亲病愈后，夏草欣喜若狂，但冬虫思乡，决定返回"健康国"。夏草因深情难舍，坚决陪同。然而，他们未能再找到"健康国"，仿佛那地方已消失。悲伤之下，冬虫和夏草泪流满面。

同时，夏草的母亲焦急等待，未见女儿归来，便踏上寻找之路。她到达"梅邦山"下，只见一片草地，空无人烟，但发现了"长角的虫子"。母亲顿悟，夏草和冬虫可能已化为虫草，留在这片土地上。

（三）神奇御膳治武皇顽疾

公元690年，晚年的武则天多病，经常咳嗽，对冷风极为敏感。太医尝试了许多昂贵的药物，却难见效果。御膳房的康师傅回想起家乡老人用冬虫夏草炖鸡的滋补法，决定让武则天尝试。考虑到鸡肉可能加重武则天的病情，康师傅选择了鸭肉替代。

他精心炖制鸭汤，并加入冬虫夏草，但武则天发现汤中有黑色物体，误以为遭人毒害，将康师傅关入大牢。康师傅的好友李师傅决定挽救他的名誉。他细心制作鸭汤，将冬虫夏草藏在鸭肚里以避免引起武则天的疑虑。

武则天食用后感觉汤味鲜美，体力渐复，咳嗽减轻。某日，她与监察御史共餐，提及这道汤的功效。正当武则天询问康师傅案件如何处理时，李师傅介入解释，展示了鸭肚内的冬虫夏草，揭示了康师傅的无辜与鸭汤的真相。武则天顿悟，立即释放康师傅，并命他继续炮制这道极珍冬虫夏草全鸭汤。

这道汤随后成为御膳房的名菜，武则天的健康得以恢复，康师傅也恢复名誉。这个故事流传下来后，极珍冬虫夏草全鸭汤成为了传统美食，象征着健康与滋补，被后世广泛传颂。

第四节　小结

冬虫夏草是一种独特的虫生真菌，由虫草蝙蝠蛾幼虫被特定真菌侵染后形成。它在生物学上展示了生物适应环境的特殊方式，其形态结构包含有特征性的虫体和子座部分，主要分布在青藏高原等高海拔寒冷地区，对生长环境有特定要求。在历史文献中，冬虫夏草的药用价值得到了广泛记载。从早期藏医药文献到明清及民国时期的书籍，均有提及其补肾益肺、止血化痰的功效。此外，西方学者的研究也推动了冬虫夏草在国际上的认知。民间传说和故事中，冬虫夏草同样占有一席之地，反映了它在民间文化中的重要地位。这些传说不仅丰富了冬虫夏草的文化内蕴，也体现了人们对其药用价值的尊重。总而言之，冬虫夏草的研究有助于我们理解生物多样性，同时为中医药学和现代医学提供了宝贵资源。随着科学的深入，冬虫夏草的更多价值将被发掘，其在自然和文化中的地位也将得到更广泛的认可。

参考文献

[1] 格知加，明吉措姆. 论三因五源学说在藏医药中的应用 [J]. 中国民族医药杂志，2022，28（11）：62-65.

[2] 拉姆，罗布顿珠，米久. 冬虫夏草的研究进展概述 [J]. 西藏科技，2021（10）：12-14.

［3］ 李皓翔. 冬虫夏草核苷类成分质量评价方法研究［D］. 广州：广州中医药大学，2022.

［4］ 李皓翔，陈铃，李文佳，等. 冬虫夏草的本草考证［J］. 菌物研究，2020，18（2）：68-73.

［5］ 李静. 我国古代文献中冬虫夏草的考辩［J］. 中国食用菌，2019，38（4）：75-77.

［6］ 李泉森，李黎，尹定华，等. 冬虫夏草的生物学特性［J］. 特产研究，1991（1）：42-45.

［7］ 李增智，Hywel-Jones N L，孙长胜. 虫草文化及科学史［J］. 菌物学报，2022，41（11）：1731-1760.

［8］ 刘静远，朱雅君，张德利，等. 中药冬虫夏草寄主昆虫研究进展［J］. 西部中医药，2020，33（12）：136-145.

［9］ 芦笛. 古代汉藏文献所载冬虫夏草研究［J］. 西部学刊，2014（2）：71-75.

［10］ 芦笛. 南图藏《柑园小识》抄本初探［J］. 长江学术，2014（2）：88-93.

［11］ 陶海平. 冬虫夏草子实体的人工优化培养［D］. 广州：华南农业大学，2020.

［12］ 唐凝. 冬虫夏草部分生物学、生态学特征及其抗抑郁症的效果研究［D］. 昆明：云南大学，2016.

［13］ 田向荣. 冬虫夏草无性繁殖研究及其产物对HepG2细胞凋亡的影响［D］. 北京：中国农业大学，2013.

［14］ 邱乙，程元柳，彭成，等. 中国冬虫夏草寄主昆虫研究［J］. 时珍国医国药，2015，26（3）：720-722.

［15］ 生吉萍. 冬虫夏草资源管理与产业可持续发展［M］. 北京：中国农业大学出版社，2017.

［16］ 谢忠强，李秀璋，李玉玲，等. 青海省冬虫夏草蕴藏量及产地适宜性区划分析系统的设计与实现［J］. 中国现代中药，2023，25（10）：2065-2071.

［17］ 袁峰. 冬虫夏草居群谱系地理与适生区分布研究［D］. 昆明：云南大学，2015.

［18］ 张姝，张永杰，Bhushan S，等. 冬虫夏草菌和蛹虫草菌的研究现状、问题及展望［J］. 菌物学报，2013，32（4）：577-597.

［19］ 张勋，刘宝岩. 蛹虫草的功效与应用［M］. 郑州：河南科学技术出版社，2019.

［20］ 赵志远. 蝙蝠蛾科六种虫草宿主的比较线粒体基因组及其高海拔适应性研究［D］. 昆明：云南大学，2022.

［21］ 郑依玲，梅全喜，李文佳，等. 冬虫夏草的药用历史及现代服用方法探讨［J］. 中药材，2017（11）：2722-2725.

［22］ 朱玉兰. 冬虫夏草相关菌株生物学特性及其与冬虫夏草菌相互关系的研究［D］. 兰州：兰州交通大学，2015.

第二章

冬虫夏草的生长与繁殖

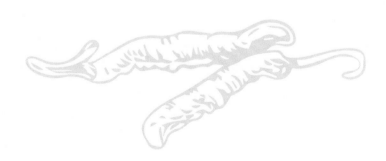

第一节　冬虫夏草的产地与生长条件

一、冬虫夏草的产地

冬虫夏草以其独特的生长环境而著称，主要分布在青藏高原及其周边，海拔高度在3000～5000m的高寒区域。全球仅有中国、不丹、尼泊尔和印度四个国家出产冬虫夏草，其中中国的分布面积占全球总面积的90%以上，年产量更是达到世界总产量的95%以上。在中国境内，冬虫夏草的分布范围从北部祁连山延伸至南部滇西北高山，从东部川西高原山地拓展到西部喜马拉雅山区，大约占中国国土面积的10%，包括西藏自治区全境和青海省、甘肃省、四川省、云南省的部分地区。特别是西藏和青海，作为两个主要的产区，这两地的产量占全国总产量的80%以上。

（一）青海

青海省，作为我国冬虫夏草产量最大的省份，其产出的冬虫夏草质量也位列全国之首。该省坐落于青藏高原的东北部，地理特征上可以划分为东北部的平行岭谷区、西部的柴达木盆地和南部的青南高原区。在这些区域，冬虫夏草分布于海拔4100～5000m，而海拔4300～4800m则是其最理想的生长区域。

在20世纪80年代初，青海省的冬虫夏草产量曾达到30t，大约占全国总产量的80%。据估算，该省每年的冬虫夏草潜在资源量为2.08亿～63.99亿根，分布于8个市（州）、27个县（市/区）、152个乡（镇），覆盖面积大约占全省天然草地的11.74%。其中，玉树藏族自治州（简称玉树州）和果洛藏族自治州（简称果洛州）是主要的产区，这两个州的冬虫夏草生长适宜区域约占该地区的75%，产量占全省的85%以上，尤其是玉树州产量最高。玉树藏族自治州的苏鲁乡、结多乡、阿多乡是冬虫夏草的主要产地；果洛藏族自治州则除了玛多县外，其他地区也广泛分布着冬虫夏草。此外，海南藏族自治州（简称海南州）的兴海县、黄南藏族自治州（简称黄南州）的同仁县、海东地区的化隆县等地也有冬虫夏草生长，但数量较少。

"青海冬虫夏草"已经成为国家地理标志保护产品，其年产值约达200亿元，成为许多主产区县市的重要经济来源之一，冬虫夏草产业的发展对当地近百万农牧民的直接收入有着重要影响。

表2-1 2017—2023年青海省冬虫夏草产量

产区	产区面积/万亩	2017年产量/t	2018年产量/t	2019年产量/t	2020年产量/t	2021年产量/t	2022年产量/t	2023年产量/t
玉树市	2653	53	44	44.5	44	45.7	41	43
果洛州	2303	38	26	23	25	31.5	20.2	31.05
海南州	470	25	19.5	18	20	20.6	18	19
黄南州	613	20	15	14	17.6	17.4	16.3	15.5
海北州	120	3	2.7	2.1	2.4	3.6	3	3.2
海东市	220.2	2.5	2.6	2.5	2.6	3.8	2.4	3.4
西宁市	70.1	2.5	2.5	1.9	2.5	2.6	1.8	2.4
海西州	80	0.5	0.5	0.3	0.5	0.8	0.3	0.45
合计	6529.3	144.5	112.8	108.9	114.6	126	103	118

注：1亩≈666.67m²。
　　海北州：全称"海北藏族自治州"；海西州：全称"海西蒙古族藏族自治州"。
资料来源：浙江国坤堂健康控股集团有限公司（后文简称"国坤堂"）提供。

（二）西藏

西藏自治区作为青藏高原的核心区域，拥有广泛分布的冬虫夏草资源。在这里，冬虫夏草遍布高原的东部和中部地区，主要分布在海拔4100～5000m的区域，而最理想的生长海拔为4300～4800m。西藏自治区内约56%的面积有野生虫草分布，研究指出那曲地区的比如县、索县，昌都市的边坝县、丁青县等均为冬虫夏草的适宜生长区；那曲地区的那曲县、嘉黎县等则属于次适宜生长区；而日喀则市的大部分地区、林芝和山南市的低海拔地区则不太适合冬虫夏草生长。以那曲市为例，这个位于西藏自治区北部的地区，总面积约39.55万km²，平均海拔高达4527m，成为海拔最高的虫草产区之一；其地形自西北向东南逐渐下倾，地貌多样；受西风环流和西南季风等影响，当地气候特点为太阳辐射强烈、日照时间长、气温相对较低、日温差大、年温差小、雨季温暖、干冷与湿暖季节分明、降水集中且霜期短暂，这些条件极有利于冬虫夏草的生长，使得那曲地区成为知名的优质虫草产地。

（三）四川

四川省的冬虫夏草主要集中在川西高原，这里位于四川省的西北部、青藏高原的东缘，超过90%的地区海拔在3000m以上，展现出典型的青藏高原山地气候，为冬虫夏草的生长提供了理想条件。四川省曾经的产量占到全国总产量的60%以上，其中阿坝和甘孜地区是主要的产区。阿坝藏族羌族自治州位于青藏高原的东南缘，横跨横断山脉北部与川西北高山峡谷的交汇区，这里终年气温偏低且降水丰富，特别是阿坝县、红原县等地区有冬虫夏草的分布。甘孜藏族自治州坐落在青藏高原东部边缘，以其高耸的山峰和深邃的河谷著称，地势平均海拔在3500m以上，康定县、甘孜县等地同样分布着冬虫夏草。然而，目前四川省的冬虫夏草分布区域已经呈现减少趋势，某些地区甚至面临着冬虫夏草的绝迹情况。

（四）甘肃

甘肃省南部，在海拔3350～4250m的高山及亚高山地带，是冬虫夏草的集中分布区。这一地区坐落于青藏高原东北部，东连黄土高原西北部，展示出典型的高原山地地貌。该地区的主要山脉自西北向东南蜿蜒，山势陡峭、沟谷交错，形成了复杂多变的地形，呈现出"西南高、东北低"的地势特征。冬虫夏草的分布也呈现出在西北部和西南部较为密集，而向东部逐渐稀疏的格局，与其地势特征相符合。特别在碌曲县的李恰如、尕海加仓，玛曲县的欧拉秀玛、尼玛、阿万仓大山等地，冬虫夏草分布尤为密集，这些地区曾是甘南甚至整个甘肃省的主要产区。夏河县的曲奥白桦滩、达里加山、卓尼扎尕梁等地也有相对丰富的冬虫夏草资源。除此之外，在甘肃省陇南地区的擂鼓山系及河西祁连山东部的高山区也有冬虫夏草的分布，但相对较少。然而，近年由于过度采挖和环境破坏，甘肃省的冬虫夏草资源正面临严重威胁，其野生生长环境遭受严重破坏，已逐渐走向濒危状态。

（五）云南

在我国，已识别的蝙蝠蛾属（*Hepiaua*）种类达到62种，云南省的种类最多，达到20种。特别是德钦县自然保护区，有白马蝙蝠蛾、人支蝙蝠蛾等8种。丽江玉龙雪山的玉龙蝙蝠蛾、丽江蝙蝠蛾等为极其罕见的物种，分布极为有限，仅存在于特定的高山和海拔区域，成为独具地方特色的稀有物种。尽管云南省的虫草蝙蝠蛾种类繁多，然而自20世纪60年代至80年代，环境破坏和过度采挖现象导致云南省境内冬虫夏草数量日益减少，20世纪60年代初期某些生长密集区域的冬虫夏草数量约46条/m²，而现在同一区域的冬虫夏草数量已减少至1～3条/m²，甚至更少，年产量持续下滑，云南省的冬虫夏草正面临着灭绝的风险。

二、冬虫夏草生长的影响因素

（一）海拔高度

海拔高度是决定冬虫夏草及其寄主虫草蝙蝠蛾分布的关键因素，因为不同海拔所具有的生态环境差异，它们的种类在垂直分布上也表现出多样性。冬虫夏草和虫草蝙蝠蛾在高海拔地区的普遍分布是其最显著的特征。在我国，虫草蝙蝠蛾种类的最佳分布海拔通常在4300～4800m，最高可达5100m。但也存在一些分布海拔非常低的例外，如阿尔泰蝠蛾、条纹蝠蛾、三角纹蝠蛾，它们的分布海拔是300～1300m。

在不同地区，冬虫夏草的海拔分布存在差异：青藏高原的平均海拔超过4000m，其核心分布区，如西藏的那曲地区和青海的玉树地区，冬虫夏草的分布海拔普遍高于四川、云南和甘肃等边缘分布区。研究显示，西藏那曲和青海玉树的冬虫夏草分布海拔为4100～5000m，四川理县为3500～4700m，甘肃甘南地区为3350～4200m。

在同一海拔高度内，由于蝙蝠蛾种类的不同和其进化地位的差异，它们的环境适应性也有所不同。有些种类的垂直分布范围非常窄，仅有400～500m，如丽江蝠蛾主要分布在海拔3800～4200m；而其他种类则分布范围较宽，如白纹蝠蛾分布在海拔4000～5000m，人支蝠蛾则在3600～5200m的海拔都有分布。

（二）气候条件

1. 温度

冬虫夏草主要分布在向阳、排水性良好的分水岭两侧，其生长区的气温普遍偏低。在这些地区，年平均气温呈现特定的周期性变化（图2-1）：1月平均气温最低，通常低于0℃，在极端情况下最低气温可以降至-20℃以下；从1月开始气温缓慢上升，在4月后上升至0℃以上，并在7月达到全年最高平均气温，但通常不超过10℃；之后温度逐步下降，在10月气温再次接近0℃，从11月至次年3月，气温多保持在0℃或以下。基于这一气温变化模式，冬虫夏草产区的气候可大致划分为冬季和夏季两个阶段，其中冬季时段相对较长。

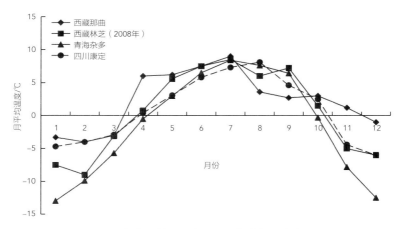

图2-1　冬虫夏草不同产区月平均大气温度变化图

资料来源：张古忍等，2011。

　　冬虫夏草的寄主昆虫，在其生长发育的各个阶段对热量有特定需求，它们的发育速度与温度呈正相关：温度越高，发育速度越快，完成发育所需的时间就越短；相反，温度越低，发育所需的时间就越长。通常，当春末夏初平均气温达到2.6℃时，冬虫夏草开始生长，其最适宜的生长气温为7～12℃。考虑到冬虫夏草的生长地区大部分时间处于冬季，加之夏季的月平均温度也相对较低，符合虫草蝙蝠蛾幼虫发育所需温度的时间并不长，因此虫草蝙蝠蛾幼虫通常需要经过多年时间才能完全发育成熟。

2. 相对湿度

　　冬虫夏草的生长发育最适宜的大气相对湿度是80%～95%，在这一相对湿度范围内，子座生长迅速且肥大。当相对湿度降至70%以下时，冬虫夏草的生长发育会受阻，子座生长缓慢或变得干瘪，无法正常发育，进而影响当年的产量。每年的6—9月是产区气温适宜、光照充分且雨量充沛的时期，也是草甸植物生长的黄金季节，虫草蝙蝠蛾幼虫因有了丰富的食物来源，可以在这段时间内快速生长发育。

　　降水量对冬虫夏草的生长和产量具有显著影响。在那曲地区东部，如索县、比如县、巴青县和嘉黎县等主产区的年降水量通常在250～500mm，明显高于非主产区如聂荣县和那曲县（年降水量约200mm）。早春的降雪量也直接影响着冬虫夏草的产量，降雪量多的年份通常意味着冬虫夏草产量高，反之则低。

　　虽然降水量较多的地区通常冬虫夏草产量较高，但降雨对成虫的求偶、交配行为可能造成不利影响，从而减少成虫的产卵数量。新孵化的幼虫活动能力弱，过量的降雨可能直接导致幼虫死亡。此外，过高的土壤湿度可能促使蝙蝠蛾病原微生物过度繁殖，增加虫草蝙蝠蛾幼虫的死亡率。

3. 光照

冬虫夏草的子实体具有显著的感光性，通常生长在阳光充足的坡脊和半坡区域。在青藏高原这一光照充沛的地区，高寒草甸的年平均日照时数通常超过1380h。特别是青藏高原中部和东部的西藏那曲地区与青海玉树地区，年日照时数可达到2500h，年日照百分率在60%左右。光照对冬虫夏草的生长繁殖起着至关重要的作用，尽管对子座的分化影响不大，但对子座的露土过程有着显著的影响。研究显示，缺乏光照会抑制冬虫夏草子座和子囊的正常生长发育，具体表现为：①子座露土后，在光照不足的条件下，生长速度会显著降低甚至停止，并且不会产生子囊和子囊孢子。②光照的强度和持续时间会影响子座的外形。在光照强且持续时间长的条件下，子座生长缓慢但体形较粗壮；而光照弱且持续时间短时，子座生长迅速但体形较细长。③强烈的紫外线会抑制子座的单纯生长，但可以提高子囊孢子的萌发率。自然环境中的冬虫夏草通常显示出幼虫尸体头部接近土壤表层，虫体几乎垂直于土壤表面向下的状态。有学者认为，子座生长具有向光性，僵化前的幼虫可能会利用土壤中的微弱光线爬行到近土表1~3cm的位置，并将头部朝上，然后僵化，以便子座更容易露土，但这一理论仍需进一步研究以得到证实。

光照还能通过影响其他环境因素间接作用于虫草蝙蝠蛾的生理活动。充足的光照能够增加大气和土壤的温度，使虫草蝙蝠蛾幼虫活动更加频繁，提升其新陈代谢水平，促进其生长发育。同时，较高的环境温度还可以促进植物的光合作用和生长，为虫草蝙蝠蛾幼虫提供更多的食物来源。

（三）土壤类型

土壤作为冬虫夏草寄主昆虫——虫草蝙蝠蛾的主要栖息地，对其生命周期中长达3~5年的幼虫期至关重要，因此土壤的结构、成分以及温湿度等条件对冬虫夏草的形成和分布有显著影响。虫草蝙蝠蛾幼虫主要生活在高寒地区的高原草甸土、山地草甸土以及高山草甸土中，其中高原草甸土的条件最为适宜，通常分布在地表5~20cm深的土层中。这类土壤呈黑褐色，内部结构疏松，主要由碎石或粉状碎屑构成，空隙较多，表层覆盖着密集的草本植物根系，为虫草蝙蝠蛾幼虫提供了良好的活动、摄食及越冬环境。

幼虫孵化后很快钻入土壤，构筑适宜的生活隧道，随着个体成长，这些隧道会逐步扩展并向深层延伸，隧道内的温度随深度变化而异。最适宜的土壤温度为8～15℃，温度过低或过高均不利于幼虫的生存和发育：土壤温度低于−1℃时，幼虫活力下降，低于−15℃可能导致死亡；土壤温度高于15℃时幼虫发育不良，超过30℃则可能在短时间内因兴奋过度而死亡。

土壤含水量在36%～48%最适宜虫草蝙蝠蛾幼虫的生长，水分含量的过多或过少均会对其造成不利影响：当含水量低于30%时，幼虫和蛹会迁移到隧道更深的地方，导致成虫羽化不良；含水量低于10%时，一周内虫体会死亡。而含水量高于50%时，幼虫和蛹会向地表浅层移动，如果水分继续增加，它们会将头部伸出土表，在几天后死亡腐烂。

（四）植被类型

虫草蝙蝠蛾幼虫在土壤中的生活得益于其食物种类的多样性，它们偏爱食用莎草科（Cyperaceae）、蓼科（Polygonaceae）、禾本科（Gramineae）等高山草甸植物的幼嫩根茎。冬虫夏草通常分布在这些植物生长密集且不被高大乔木林和灌丛林遮蔽的环境中。随着海拔的提升，植被覆盖量减少，幼虫的食物来源随之改变。迄今为止，已经确认的虫草蝙蝠蛾幼虫的寄主植物包含19科100种，其中16科95种为双子叶植物，3科5种为单子叶植物。

通过分析虫草蝙蝠蛾幼虫肠道内的物质，发现肠道中常见的是那些在自然环境中较为丰盛的植物根，而较少见的是丰盛度低的植物。这种现象可能与虫草蝙蝠蛾幼虫生活的隧道环境的限制性有关，这些狭窄的隧道使得幼虫难以自主选择不同植物的根作为食物，从而在一定程度上影响了冬虫夏草的分布范围。

（五）天敌类型

天敌类型对冬虫夏草的影响主要通过其对寄主虫草蝙蝠蛾幼虫的作用体现，涵盖了一系列病原微生物和天敌动物。

在病原微生物方面，真菌和细菌是导致虫草蝙蝠蛾幼虫在土壤中发病死亡的常见原因。典型的真菌病原有粉拟青霉（*Peacilomyces farinosus*）和球孢白僵菌

（*Beauveria bassiana*）等，感染后的虫草蝙蝠蛾幼虫体硬僵死，其体节间隙长出的菌丝会迅速覆盖整个虫体并产生孢子。细菌感染则使幼虫体色变为暗褐色，逐渐深化至黑色，死后的虫体不会僵硬，体液透明，散发出难闻的臭味。

　　在天敌动物方面，能威胁冬虫夏草寄主虫草蝙蝠蛾幼虫的包括昆虫、蛛形动物、鸟类和哺乳动物。其中昆虫天敌主要有寄生蜂、寄生蝇等寄生性昆虫和蚁类、步甲类等捕食性昆虫；蛛形动物天敌包括蜘蛛目和盲蛛目的某些种类，这些动物主要在土壤表层活动，对成虫阶段的虫草蝙蝠蛾构成威胁，尤其在其求偶、交配和产卵期；鸟类天敌如棕头鸦雀、画眉等，它们可以捕食上草甸求偶交配的成虫，直接减少虫草蝙蝠蛾的产卵量；哺乳动物天敌主要是鼠类，如草原旱獭、高山田鼠等，它们通过破坏植被引发杂草过度生长或草甸荒漠化，并可能直接挖掘并食用虫草蝙蝠蛾的幼虫及蛹，导致冬虫夏草在这些区域消失。

第二节　繁殖过程与独特机制

一、冬虫夏草的生命周期

　　虫草蝙蝠蛾的幼虫期长达数年，主要在土壤中度过。如果幼虫被冬虫夏草菌感染，它们在第二年夏季将转变为冬虫夏草，因此，冬虫夏草的大小直接与感染时间有关，最大的冬虫夏草生长周期可达4年。

　　冬虫夏草的生命史分为有性和无性两个阶段，分别对应产生子囊孢子和分生孢子的过程。通常在夏季6月下旬，虫草蝙蝠蛾的成熟幼虫被冬虫夏草菌侵染，感染后幼虫会表现出惊慌失措的行为，很快变得行动迟缓，有的甚至钻出地面乱爬，最终在与植物根部接近的土层中死去，头朝上尾朝下。这时，幼虫体内充满菌丝，通过体表气孔长出，形成一层覆盖在虫体外的菌丝膜，标志着冬虫夏草无性生殖阶段的结束。当年秋季，冬虫夏草进入有性生殖阶段，死亡的幼虫头部长出初期子座，在冻土中过冬。第二年春末夏初，随着土层解冻，子座在适宜的温湿度条件下逐渐钻出地面，初为淡绿色，后变为紫红色，通常生长到3～8cm高后停止增长。大多数情况下，一个虫体仅长出一个子座，极少数情况下会生长多个子座。子座生长完成后，上端开始膨大并形成孕育部分，其表面布满子囊壳。成熟的子囊壳会弹射出子囊孢子，随风传播，萌发成新的菌丝，在遇到宿主后重新开始感染周期。完成子囊孢子弹射的冬虫夏草将失去药用价值，因此采挖通常在此之前进行。冬虫夏草生命周期如图2-2所示。

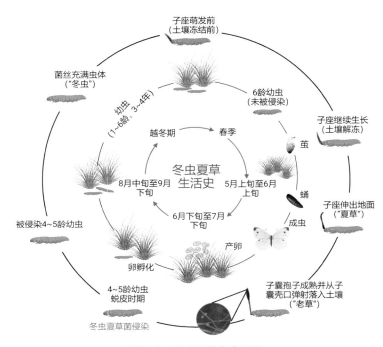

图2-2　冬虫夏草生命周期

注："1～6龄"指的是幼虫的6个生长阶段，每个龄期的持续时间会因多种因素（如虫体状态、外界环境）的不同而不同。
资料来源：徐梦等，2019。

二、冬虫夏草的繁殖机制

（一）野生冬虫夏草的形成过程

能够侵染虫草蝙蝠蛾幼虫的菌种不止一种，形成了一个极为复杂的真菌系，这种多样性常常受到环境条件和寄主昆虫种群特性的影响。近年来，全球气候变化导致某些冬虫夏草产区经历了草甸退化、草皮脱落、土壤裸露、优良草种数量减少及杂草繁生等一系列问题，这些变化破坏了冬虫夏草生存所需的微生物区系，进而降低了寄主昆虫的感染率，最终导致资源的枯竭。

冬虫夏草菌侵染虫草蝙蝠蛾幼虫的过程极其复杂，目前普遍认为存在表皮侵染和肠道侵染两种主要途径。在表皮侵染途径中，冬虫夏草菌的子囊孢子首先黏附在虫草蝙蝠蛾幼虫的体表，然后长出微小芽管并进入幼虫体内，菌丝芽管随即断裂形成长梭形菌丝段，并在幼虫体内快速繁殖。当菌丝充满幼虫体内，它会破坏幼虫的血淋巴系统，致使幼虫的新陈代谢功能完全失去，最终导致虫体僵硬至死。死亡后的虫体表面会长出白色菌丝和幼小的子座芽，其中白色菌丝上会生长出肾形的分生孢子。这种侵染通常发生在幼虫4～5龄刚蜕皮时，新生的表皮脆弱，容易在进食或移动中受损，同时幼虫的免疫防御能力较弱，从而为冬虫夏草菌的侵染提供了有利条件。研究显示，冬虫夏草菌感染后会增加分泌用于降解昆虫体壁蛋白酶，促进了表皮的侵染过程。

除表皮侵染外，冬虫夏草菌也可能通过肠道感染虫草蝙蝠蛾幼虫。这种情况发生是因为冬虫夏草菌能黏附在虫草蝙蝠蛾幼虫偏好的植物根系上。当虫草蝙蝠蛾幼虫进食这些植物时，菌从口腔通过消化道内壁侵入昆虫体内，完成侵染过程。研究显示，虫草蝙蝠蛾幼虫的消化道和呕吐物中发现的冬虫夏草菌菌体与血淋巴中的菌体形态相同、状态良好，说明幼虫肠道的生理环境能够支持冬虫夏草菌的存活和生长。

目前，学术界尚未统一认定哪种途径是冬虫夏草菌侵染虫草蝙蝠蛾幼虫的主要机制。自然环境下，由于虫草蝙蝠蛾幼虫生存的土壤中冬虫夏草菌数量众多，通过表皮感染的可能性较大。然而，幼虫的表皮防护和免疫系统可能对菌的侵入构成障碍。肠道感染途径不仅受到幼虫食用植物根系上真菌丰度的影响，也与幼虫肠道的生理环境紧密相关。研究指出，冬季时，休眠中的虫草蝙蝠蛾幼虫体内的冬虫夏草菌主要分布在表皮和脂肪体，而在血淋巴和肠壁的数量较少，表明这一时期表皮侵染可能是主要的感染途径。夏季，活跃的虫草蝙蝠蛾幼虫头部的真菌代谢活跃，推测这一时期真菌的侵染主要发生在头部。因此，确定冬虫夏草形成的主导机制还需进一步技术开发和深入研究。

（二）冬虫夏草的人工培育

冬虫夏草因其市场需求持续旺盛，叠加全球气候变化和不合理采挖等因素对其自然环境的破坏，野生资源日渐稀缺，难以满足市场需求。为此，人工培育冬虫夏草的技术被开发出来，旨在通过将虫草蝙蝠蛾幼虫的卵放置于模拟原生环境条件的繁育基地孵化，并在适宜的培养条件下接种冬虫夏草菌，通过人工方式诱导菌侵染虫体，最终培养成冬虫夏草。

自20世纪70年代起，我国多个科研单位开始冬虫夏草人工培育的研究，到目前为止，国内已实现冬虫夏草整草的全人工栽培。然而，由于冬虫夏草的生命周期独特，以及寄主昆虫和冬虫夏草菌的培养难度较高，使得人工培育冬虫夏草的成功率相对较低，并且难以实现规模化生产，目前产量仅能达到每年2～300条/m²，且成本较高，难以大规模满足市场需求。

三、冬虫夏草遗传多样性与基因组研究

（一）冬虫夏草的遗传多样性研究

关于冬虫夏草菌的遗传多样性，已进行了大量研究，这些研究成果对于探究冬虫夏草的起源地非常重要。研究显示，西藏南部的冬虫夏草菌种群遗传多样性最为丰富，这表明该地区很可能是冬虫夏草菌的原始发源地。据估计，冬虫夏草菌可能起源于西藏南部，随后向青藏高原的其他区域扩散并经历了不断的进化过程。随着研究的进一步深入，一些学者提出，在香格里拉地区的冬虫夏草菌遗传分化程度可能更高，并认为种群会随地形迁移。其中，一部分种群可能从横断山脉地区向青藏高原东部扩散，到达了青海、甘肃等地区，而另一部分则向青藏高原的内部地区，主要是西藏地区，进行迁移。虽然对于冬虫夏草菌的确切起源地尚未形成共识，但是青藏高原的地质活动无疑是导致冬虫夏草菌遗传分化的重要因素。特别是西藏南部和横断山脉的地形地貌造成了显著的地理隔离，使冬虫夏草种群在这些区域的遗传分化尤为突出。

（二）冬虫夏草的基因组学研究

每种生物都拥有其独特的基因库，多样的外部特征由各自的基因决定，使得基因组学研究成为探索生物演化规律的关键途径。有研究指出，大约3800万年前，随着青藏高原的抬升，冬虫夏草的基因组中与能量代谢相关的基因发生了大量丢失，同时，与抗寒能力紧密相关的功能基因得到了显著的扩增。这表明，冬虫夏草菌在基因层面上展现的适应性特征与其适应寒冷高海拔环境的能力密切相关，这些基因的变化可能是冬虫夏草菌为了适应极端环境所进行的关键适应性改变。

基因组学研究不仅揭示了生物的生态适应性，还能为理解真菌如何感染宿主的过程提供科学依据。如有研究发现，冬虫夏草菌进化出了一种独特的机制，以避开宿主昆虫免疫系统的侦测，具体体现在其基因能指导分泌出更强效的针对虫草蝙蝠蛾幼虫表皮的蛋白酶。此外，与冬虫夏草菌的感染能力相关的基因也呈现出数量增加的趋势，如在感染虫草蝙蝠蛾幼虫后，与真菌毒素相关的基因表达量显著增加，有助于引发宿主缓慢死亡；而与激发免疫反应相关的基因表达则显著减少，使冬虫夏草菌能够避免触发宿主的免疫应答。

综上所述，围绕冬虫夏草菌的基因组学研究不仅深化了我们对冬虫夏草的了解，也为阐明其生态适应机制、侵染机制等关键科学问题提供了有力的理论支持。

（三）冬虫夏草的分子系统学研究

关于冬虫夏草寄主昆虫的分子系统学研究目前仍然处于初级阶段，且相关研究主要聚焦于线粒体基因。通过分析特定的线粒体基因部分，能够有效区分特定种类的冬虫夏草，并能揭示寄主昆虫的地理分布特点。另外，研究发现16S核糖核酸（RNA）基因可以作为分析冬虫夏草寄主昆虫系统进化的重要标记基因，并可用于科级和属级的分类研究。

尽管已有超过200条冬虫夏草寄主昆虫的脱氧核糖核酸（DNA）序列公开，但受限于研究基础不足，迄今为止只有7种寄主昆虫的线粒体DNA全序列被详细发表，且大部分序列仅能归类到属级，而未能精确到种级，这限制了对冬虫夏草寄主昆虫的精确鉴定。

因此，为进一步明晰冬虫夏草寄主昆虫的种类，未来的研究需投入更多时间进行标本收集和资料编纂，并对已有的数据进行持续的优化与补充。深化分子系统学在冬虫夏草起源溯源和鉴别方面的研究，对于该领域的科学探索具有关键意义。

第三节　小结

本章详细探讨了冬虫夏草的生长与繁殖，包括其产地与生长条件、繁殖过程、遗传与基因组研究等。冬虫夏草主要分布于我国青藏高原及其周边地区海拔3000～

5000m的高寒地带，其生长状况受多种因素影响，如海拔高度、气候条件等。冬虫夏草的生命周期包括有性和无性两个阶段，涉及虫草蝙蝠蛾幼虫的感染和转变，在理解了冬虫夏草繁殖机制的基础上，人工培育技术也在不断发展。遗传多样性研究表明西藏南部可能是冬虫夏草菌的起源地；基因组学研究揭示了冬虫夏草菌适应高寒环境的基因变化及侵染宿主的独特机制；分子系统学研究有助于理解寄主昆虫的种类和分布。这些研究成果不仅增进了对冬虫夏草的科学认识，也为保护和可持续利用这一珍贵资源提供了重要信息。

参考文献

［1］　Guo L X, Hong Y H, Zhou Q Z, et al. Fungus-larva relation in the formation of *Cordyceps sinensis* as revealed by stable carbon isotope analysis［J］. Scientific Reports, 2017, 7（1）: 1-10.

［2］　Kang X, Hu L, Shen P, et al. SMRT sequencing revealed mitogenome characteristics and mitogenome-wide DNA modification pattern in *Ophiocordyceps sinensis*［J］. Frontiers in Microbiology, 2017, 8: 1422.

［3］　Lei W, Zhang G, Peng Q, et al. Development of *Ophiocordyceps sinensis* through plant-mediated interkingdom host colonization［J］. International Journal of Molecular Sciences, 2015, 16（8）: 17482-17493.

［4］　Quan Q M, Wang Q X, Zhou X L, et al. Comparative phylogenetic relationships and genetic structure of the caterpillar fungus *Ophiocordyceps sinensis* and its host insects inferred from multiple gene sequences［J］. Journal of Microbiology, 2014, 52（2）: 99-105.

［5］　Zhang M, Gao Z, Yin J, et al. Complete mitochondrial genome of two *Thitarodes* species（Lepidoptera, Hepialidae）, the host moths of *Ophiocordyceps sinensis* and phylogenetic implications［J］. International Journal of Biological Macromolecules, 2019, 140: 794-807.

［6］　陈抒云，曹树萍，袁航，等. 线粒体*COI*和*CYTB*基因在虫草属物种寄主昆虫鉴定中的适用性分析［J］. 世界科学技术（中医药现代化），2015, 17（1）: 182-188.

［7］　陈玉龙. 冬虫夏草子实体实现室内人工高密度栽培［J］. 食药用菌，2022, 30（1）: 13.

［8］　郭相，刘蓓，马绍宾，等. 云南冬虫夏草生态环境调查及生物学特性分析［J］. 中国食

用菌杂志，2008，27（6）：8-11.

[9] 郭伊红. 浅析青海冬虫夏草的发展现状与保护对策［J］. 青海科技，2011，18（3）：39-42.

[10] 韩日畴，吴华，陶海平，等. 中国冬虫夏草研发70年［J］. 应用昆虫学报，2019，56（5）：849-883.

[11] 蒋帅帅，邹志文，刘昕，等. 一种寄生蒲氏蝠蛾幼虫的悬茧蜂形态与触角感器研究［J］. 环境昆虫学报，2009（3）：248-253.

[12] 梁静，李秀璋，陈建博，等. 青海省冬虫夏草资源适宜性区划分析［J］. 菌物学报，2022，41（11）：1772-1785.

[13] 李婷婷. 冬虫夏草菌株诱变及新菌株液态发酵米糠麸皮全科新培养基的研究［D］. 苏州：江苏大学，2017.

[14] 李文佳，韦瑞升，夏金明，等. 蝠蝙蛾幼虫肠道中的冬虫夏草菌体研究［J］. 菌物学报，2016，35（4）：450-455.

[15] 李秀璋，张宗豪，刘欣，等. 青海冬虫夏草蕴藏量研究［J］. 青海畜牧兽医杂志，2020，50（5）：32-37.

[16] 鲁增辉，石萍，陈仕江. 侵染昆虫前后冬虫夏草菌类枯草杆菌蛋白酶基因表达研究［J］. 药学学报，2013，48（7）：1164-1168.

[17] 彭树英，李俊，万胜豪，等. 基于16S rRNA基因分析虫草寄主蝠蛾的系统进化关系［J］. 淮北师范大学学报（自然科学版），2020，41（1）：59-65.

[18] 丘雪红，曹莉，韩日畴. 冬虫夏草的研究进展、现存问题与研究展望［J］. 环境昆虫学报，2016，38（1）：1-23.

[19] 生吉萍. 冬虫夏草资源管理与产业可持续发展［M］. 北京：中国农业大学出版社，2017.

[20] 汪家春，徐军，李兆兰，等. 不同地域的冬虫夏草rDNA ITS区的序列分析和遗传分化［J］. 天然产物研究与开发，2018，30（11）：1963-1970.

[21] 王莹. 古文献对冬虫夏草的记载考释［J］. 中国食用菌，2019，38（12）：115-117.

[22] 徐梦，徐明，李仁强. 冬虫夏草生物学及生态学研究中的关键科学问题研究进展［J］. 生态学报，2019，39（5）：1853-1862.

[23] 于斌，梁留科，李湘豫，等. 青海省冬虫夏草资源特征分析［J］. 植物多样性，2012（5）：478-482.

[24] 尹定华，陈仕江，李黎，等. 西藏冬虫夏草寄主比如蝠蛾生物学特性的研究［J］. 特产研究，2004（2）：1-5.

[25] 袁峰. 冬虫夏草居群谱系地理与适生区分布研究［D］. 昆明：云南大学，2015.

［26］张古忍，余俊锋，吴光国，等. 冬虫夏草发生的影响因子［J］. 生态学报，2011（14）：
4117-4125.

［27］周刊社，张建春，黄晓清，等. 西藏高原冬虫夏草资源适宜性区划分析［J］. 生态学
报，2018，38（8）：2768-2779.

［28］朱玉兰. 冬虫夏草相关菌株生物学特性及其与冬虫夏草菌相互关系的研究［D］. 兰州：
兰州交通大学，2015.

［29］邹志文，刘昕，张古忍. 中国蝠蛾属（鳞翅目，蝙蝠蛾科）现行分类系统的修订［J］.
湖南科技大学学报（自然科学版），2010（1）：114-120.

第三章

冬虫夏草的保鲜贮运与加工方式

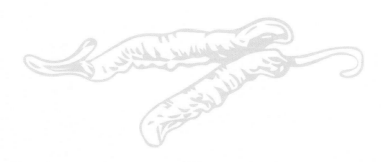

第一节　鲜冬虫夏草的保鲜与贮运

一、鲜冬虫夏草的食用概况

冬虫夏草的处理方式对其药用价值具有重要影响。与干燥的冬虫夏草相比，鲜品可通过在采挖后短时间内进行简单处理，采用真空包装冰鲜保存，以便更好地保留其活性成分。

鲜冬虫夏草的食用方法多样，以不同的食用场景（图3-1）发挥其特有的营养和功效。

| 直接嚼服 | 泡酒 | 煲汤 | 泡水 | 煎水 | 煮粥 |

图3-1　鲜冬虫夏草常见服用方式

（1）直接嚼服　这种方法能使人体直接吸收冬虫夏草的营养成分，是最直接的吸收方式。

（2）泡酒　泡酒使冬虫夏草的有效成分溶解于酒中，这样不仅增强了酒的保健效果，也使得药效成分易于人体吸收。

（3）煲汤　将鲜冬虫夏草与鸡、排骨等炖煮，可以制作出既滋补又美味的汤品，这种方式能够有效地结合药材的营养和食物的口感。

（4）泡水或煎水　这是一种简便的食用方法，可以直接饮用泡过的水，并且可以吃掉泡过的冬虫夏草，减少浪费；而煎水作为一种传统的中药服用方式，可以有效地发挥冬虫夏草的药效。

（5）煮粥　将鲜冬虫夏草加入粥中煮食，能增加粥的营养价值，同时发挥冬虫夏草的滋补功效。

二、鲜冬虫夏草的筛选分级

鲜冬虫夏草在采集时往往处于湿润状态，如果在运输过程中包装处理不当，可能会促进细菌的生长。在采集当天，应立即进行除去泥土等杂质的操作，并将其存放在干燥且阴凉的环境中，以避免发生霉变。

（一）科学采集

冬虫夏草的采集地主要由地形、地势、气候和海拔高度决定。同一地区内，受气候变化影响，冬虫夏草的生长状况也会呈现差异。最理想的采集场所往往是那些土壤肥沃、面向阳光的山坡、山脊或山顶（图3-2），这些地点的土壤干燥均匀，环境干净。冬虫夏草主要分布在高原东部和中部的高山灌丛或高山草甸区

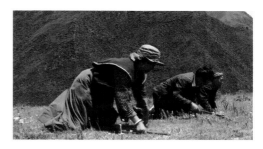

图3-2　冬虫夏草采集环境

域。这些地方的气温偏低、昼夜温差明显、无霜期短、冻土期长且日照条件相对较好。

关于冬虫夏草的采集季节，不同的地方有不同的采集时间，云南、甘肃、四川地区从4月初就开始采挖，那曲、玉树地区一般定在每年的5—6月，这段时间正值冰雪融化、菌体生长活跃的时期。为了有效保护和合理利用冬虫夏草资源，非常有必要对采集时间进行严格限制，因为在其他时间段内采集的冬虫夏草通常个头较小，草头粗且颜色偏暗，不适合销售和使用；同时，错误的采集时机还可能对草甸植被造成严重破坏。

（二）去泥清洁

采集后的冬虫夏草通常会带有泥土和其他杂质，必须在采集当天进行彻底清洁以确保产品的纯净度和卫生标准。首先将冬虫夏草置于容器中，随后利用清洁工具轻轻去除附着物，整个清洗过程需谨慎进行，避免损害冬虫夏草的外观和质量。经过清洗的冬虫夏草外观应干净、光滑，为之后的分级筛选工作做好铺垫。

（三）运输规范

鲜冬虫夏草在采集时含水量较高，不当的包装方式在运输过程中可能会引起细菌滋生。为防止氧化和变质，运往工厂或消费者手中的过程中通常采用真空包装冰鲜保存。

（四）分级标准

清洁去泥后的冬虫夏草将进入筛选和分级阶段，此环节的目的是根据冬虫夏草的外观和品质进行分类，以适应市场对不同用途产品的需求。表3-1依据青海省冬虫夏草协会发布的团体标准《冬虫夏草（鲜品）》（T/QCSA 1—2023），冬虫夏草的等级划分依据其外观特征进行详细规定。

表3-1 《冬虫夏草（鲜品）》（T/QCSA 1—2023）团体标准中的外观等级划分

项目	范围	要求
形体等级	特优一级品	虫体长度≥4.0cm，直径≥0.50cm
	特优二级品	3.5cm≤虫体长度<4.0cm，0.45≤直径<0.5cm
	特级品	3.0cm≤虫体长度<3.5cm，0.4cm≤直径<0.45cm
	一级品	2.8cm≤虫体长度<3.0cm，0.38cm≤直径<0.4cm
	二级品	2.7cm≤虫体长度<2.8cm，0.35cm≤直径<0.38c
	三级品	2.6cm≤虫体长度<2.7cm，0.32cm≤直径<0.35cm
	四级品	2.4cm≤虫体长度<2.6cm，0.25≤直径<0.32cm
	等外品	虫体长度<2.4cm，直径<0.35cm

冬虫夏草的分级考虑因素包括大小、形状和颜色等，分级后的冬虫夏草可进一步进行加工和制备，最终以多种成品形态供消费者选择。

三、鲜冬虫夏草的保鲜措施

（一）高温冷库贮藏

高温冷库贮藏指利用低温（通常为4℃左右）仓储环境对冬虫夏草进行未冻结的贮藏，该方法对保持鲜冬虫夏草的新鲜度具有一定效果。由于冬虫夏草是活体，收获后仍在进行呼吸和细胞代谢活动，逐步消耗内部营养物质，其营养价值随之降低。在冷藏条件下，鲜冬虫夏草的保鲜期限大约为7d，主要适合短距离运输和临时贮藏。

虽然冷藏可以延缓鲜冬虫夏草新鲜度的损失，但该方法的效果有限。长期冷藏可能会使鲜冬虫夏草变软，影响其口感质地；同时，冷藏环境的高相对湿度可能导致表面水分增加，从而增加了霉菌生长的风险，影响鲜冬虫夏草的品质和安全性。因此，若需长期保存鲜冬虫夏草，建议采取更有效的冷冻贮藏方法。

（二）低温冷库贮藏

低温冷库贮藏指利用冻结温度（通常为−20～−18℃）对鲜冬虫夏草进行贮藏，低温冷库贮藏通过减少酶活性和水分活性来有效延长易腐产品的保质期，但常规冻结如鼓风冷冻的冻结速率较慢，且易形成较大冰晶，这些冰晶会破坏鲜冬虫夏草细胞结构，不仅导致产品质量下降，解冻时还可能引起进一步的成分损失。

为了更有效地保持鲜冬虫夏草的质量，目前产业已经开始采用如液氮速冻、高压冷冻等新兴冷冻技术。这些技术可以迅速穿过最大冰晶形成区域，快速冷冻，以保持细胞膜的完整和活力，从而维持鲜冬虫夏草的优良风味、组织质地和营养成分。

1. 常规冻结

常规冻结方法是家庭和许多食品加工业中最常见的冻结方式，这种方法的主要优势在于其普遍性和便利性，用户只需将处理好的冬虫夏草放入冰箱冷冻室即可实现长期保藏。常规冻结技术适用于各种食品的长期保藏，能够减缓微生物活动和食品腐败过程。这种方法不需要特殊设备或技术，且运行成本相对较低。然而它的冷冻速度缓慢，可能不适用于需要快速冷冻以保持最佳新鲜度和质量的高价值或敏感食品，这对于保持冬虫夏草的品质并不是最好方法。

2. 液氮冻结

液氮作为食品工业中广泛使用的冷冻剂，其快速冷冻能力和高蒸发潜热特性使其成为效率极高的快速冷冻方式。采用液氮冻结技术可以对鲜冬虫夏草进行迅速冷冻，快速穿越冰晶形成阶段，产生的冰晶体细小，有利于减少对鲜冬虫夏草细胞的损害，更有效地保存其成分。而传统的冷冻方式中，由于温度下降较慢，冰晶生成缓慢，导致形成较大的冰晶体穿透细胞，造成细胞结构大量破损。

表3-2实验数据表明，将鲜冬虫夏草的中心温度降至−18℃，普通冰柜冷冻需耗时1875s，而采用液氮冻结技术仅需9s，冷冻效率是普通冰柜冷冻的25倍。在保留冬虫夏草关键成分方面，相较于普通冰柜冷冻，液氮冻结能更好地保留虫草素、腺苷和

虫草酸，其保留率分别高于普通冰柜冷冻29.27%、31.44%和7.04%。因此，液氮冻结技术被推荐为鲜冬虫夏草贮藏的更优选择。

表3-2 鲜冬虫夏草在液氮冻结及常规冻结下的时间及成分含量

项目	液氮冻结	常规冻结
冻结时间/s	9	1875
残留水分/%	68.30	55.90
虫草素/（mg/kg）	188.93	125.99
腺苷/（mg/kg）	601.96	367.13
虫草酸/（mg/kg）	180.37	167.39

资料来源：陈丽华等，2023。

除了从功能成分角度，在商业价值角度，液氮冻结对于野生鲜冬虫夏草冻藏期间的商品价值也有显著的保留效果，国坤堂联合中国农业大学罗永康课题组提供的图3-3实验数据表明：液氮冻结保留了野生鲜冬虫夏草更好的感官品质，尤其在色泽、风味、硬度等重要感官特征上有良好的应用价值。在质构特性上，由于液氮冻结能够快速通过最大冰晶形成带，对鲜冬虫夏草组织结构破坏更小，保留了更好的硬度、胶着性、咀嚼性。

扫描电镜表征的微观结构（图3-4）能够说明野生鲜冬虫夏草内部的品质保留情况，在微观结构层面，-120℃和-80℃液氮冻结由于冰晶体积小，在解冻后能够保留更完整的菌丝体结构，对营养成分的保留有结构贡献；-20℃普通冻结的菌体由于冰晶穿刺以及未冻结水分依附冰晶的明显生长，在解冻后已无明显菌丝空间结构。

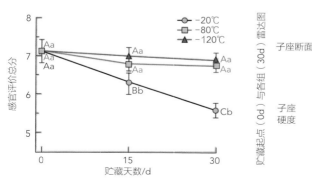

（1）不同冻结方式的鲜冬虫夏草贮藏期间感官总分值

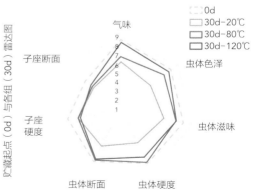

（2）不同冻结方式的鲜冬虫夏草贮藏期间不同感官分项差异

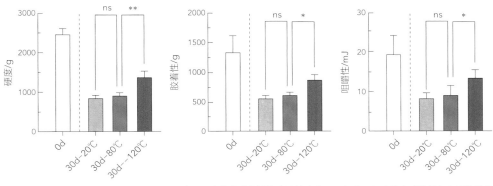

（3）不同冻结方式的鲜冬虫夏草贮藏
　　期间硬度变化

（4）不同冻结方式的鲜冬虫夏草贮藏
　　期间胶着性变化

（5）不同冻结方式的鲜冬虫夏草贮藏
　　期间咀嚼性变化

图3-3　三种不同方式冻结的野生冬虫夏草贮藏期间感官和质构特性

注：同一行中标含相同大写字母（A～C）的两个采样时间点间无显著性差异（$P \geq 0.05$）；
　　同一列中标含相同小写字母（a～c）的两个实验组间无显著性差异（$P \geq 0.05$）；
　　*表示$P < 0.05$；**表示$P < 0.01$；ns表示无显著性差异。

资料来源：国坤堂联合中国农业大学罗永康课题组提供。

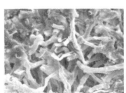 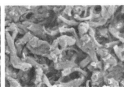 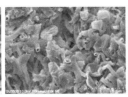 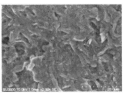

（1）鲜冬虫夏草0d　（2）-120℃雾化液氮冻结60d（3）-80℃雾化液氮冻结60d　（4）-20℃常规冻结60d

图3-4　三种不同方式冻结的野生冬虫夏草贮藏期间微观结构

资料来源：国坤堂联合中国农业大学罗永康课题组提供。

3. 高压冷冻

高压冷冻技术，包括高压辅助冷冻（恒压下发生相变）和高压移位冷冻（压力释放导致相变），通过增加过冷度和改变压力下的冰晶形态，减少细胞内冰晶体积膨胀，形成更小、更均匀的冰晶。与传统冷冻方法相比，高压冷冻能更有效保持鲜冬虫夏草菌丝细胞的微观结构。

尽管高压可能对细胞的抗压性产生影响，降低形成细小冰晶的优势，但鲜冬虫夏草的研究显示，高压移位冷冻[1]对鲜冬虫夏草细胞的完整性、活力及其质量属性的影响较小，适合长期保存高易腐新鲜产品，保持其细胞结构。

---

[1]　高压移位冷冻：是一种利用高压环境快速冻结食品的技术，通过在高压环境下（通常在100~200MPa）迅速降低食品的温度，使食品中的水分迅速结冰。这种高压环境可以减缓冰晶的生长速度，从而减少对细胞结构的破坏，有助于保留食品的风味、色泽和营养。这是一种安全、高效的食品保存方法，尤其适合高端食品加工。——编者注

第二节 干制冬虫夏草的加工与贮运

一、冬虫夏草的干制方式

（一）阴凉干燥

阴凉干燥是一种传统的药材干制方法。在阴凉和通风良好的环境中对鲜冬虫夏草进行风干。药材在这个过程中有效成分的流失相对较小，但也容易受到环境相对湿度的影响。因此在实际应用中需要合理安排干燥的时间和环境，以确保最终的药材质量。阴凉干燥的优势在于能够保持药材的自然香气和对高温敏感的活性成分。

（二）热风烘干

热风烘干是一种较为迅速的干制方式。高温有助于迅速加速水分的蒸发，使草药在相对较短的时间内达到适当的干燥程度。相对于阴凉干燥，热风烘干具有更高的效率，然而需要精细控制加热温度和时间，以免高温引起有效成分的损失以及草药的一些物理性质的改变，如颜色和质地等。

（三）冷冻干燥

冷冻干燥是将鲜冬虫夏草置于低温环境中进行快速冷冻，使其中的水分凝固成冰。接着，在低温真空环境下，通过将冰直接升华成蒸汽，从而实现脱水。这个过程不仅能有效去除水分，而且能在一定程度上保留冬虫夏草的自然色泽、形状和营养价值，延长其保质期（图3-5）。

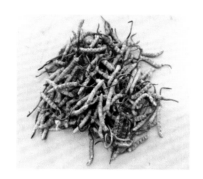

图3-5 冷冻干制后的虫草

（四）三种干制方式比较

干制工艺的原理、过程、时间不同，对冬虫夏草的外观品质及营养物质影响便不同。基于已有文献研究，对上述三种干制工艺进行外观和营养成分的横向比较。

1. 外观品质

阴凉干燥和冷冻干燥后的冬虫夏草呈黄色，虫体和子座有一定饱满度，能够较好地保持干制前鲜品的外观形态和色泽［图3-6（2）和（3）］；热风烘干后的冬虫夏草呈棕黄色，并产生一定的体积皱缩［图3-6（4）］。

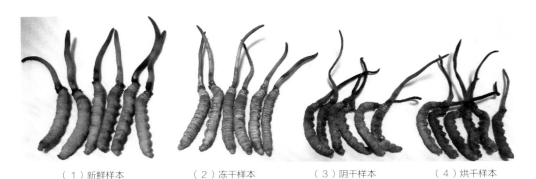

　　（1）新鲜样本　　　　　（2）冻干样本　　　　　（3）阴干样本　　　　　（4）烘干样本

图3-6　冬虫夏草不同干制工艺样本

资料来源：李光荣等，2020。

2. 营养物质

不同干制工艺对冬虫夏草活性成分的影响各异。三种方法的甘露醇、谷固醇含量无显著差异，化学结构保持相对稳定。但热风烘干冬虫夏草中麦角固醇、胆固醇、豆固醇含量高于冷冻干燥处理，原因可能是高温逆境胁迫冬虫夏草体内的部分固醇含量变化，利于抵抗外界环境改变，从而调控细胞膜的稳定性。综上所述，在实际应用中，可综合考虑使用目的、工艺成本等选择适宜的干燥工艺。

二、干制冬虫夏草保鲜的关键因素

经过干制和炮制的药材，在贮藏的过程中容易发生变质、发霉等情况，不利于后续制成中药饮片。贮藏环境和仓库设施的管理至关重要（图3-7），同时整个贮藏周期内的卫生状况也需严格监控，防止药材污染。由于干制冬虫夏草的贮藏年限一般为一年，超期可能导致药效下降，建议将冬虫夏草短期内贮藏并尽快使用。

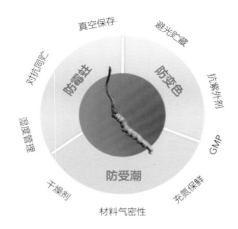

图3-7　冬虫夏草干制样本贮藏的关键要素及对应措施
注：GMP：良好生产规范。

（一）防受潮

在潮湿的季节或地区，冬虫夏草容易受潮，为霉菌生长提供有利条件。运输过程中未采取防潮措施可能导致冬虫夏草遭雨水或潮湿空气侵袭。受潮的冬虫夏草外观变形结块，失去原有形态；吸湿后的冬虫夏草质地软糯，不仅影响食用和药用价值，更降低了消费体验。

（二）防霉变

冬虫夏草在贮藏或运输期间可能因霉菌或其他微生物的感染而遭受霉蛀，此反应会引起冬虫夏草表面或内部的腐烂、腐朽，严重影响其品质和药效。高湿度环境为霉菌提供了适宜的生长条件，加速了霉蛀发生。不当的包装材料，如透湿性差的包装，会使湿气滞留，为霉菌繁殖提供条件。此外，过长的贮藏期限会减弱冬虫夏草的自身抗菌性，使其更易受到霉菌的侵袭。

（三）防变色

冬虫夏草的变色通常与光照有关。长时间暴露于紫外和强光下，冬虫夏草的色素易氧化，导致颜色变化。多糖、蛋白质等成分的氧化不仅改变颜色，还可能减弱内部活性成分的效用，对冬虫夏草的药效产生潜在影响，降低产品的喜好度。

三、干制冬虫夏草的贮藏

干制冬虫夏草贮藏不当容易发霉、生虫、变质，因此，防潮、防霉、防虫和防蛀等措施在冬虫夏草的贮藏中尤为重要。

（一）常见贮藏方法

1.　对抗同贮法

对抗同贮法是贵细类中药材贮藏方法之一，指两种或两种以上药物同贮，达到防蛀及霉变的目的。有记载的中医药理论中冬虫夏草特有的"对抗"贮藏方法，包括与藏红花、花椒以及天竺黄一同贮藏。

（1）藏红花　朱排山《柑园小识》云："以番红花同藏，则不蛀。"中医学认为藏红花与冬虫夏草同贮于低温干燥的地方，可使冬虫夏草久贮不坏。

（2）花椒　花椒是一种常用的天然防腐剂，在保存冬虫夏草时可以将其与花椒共放来延长保鲜期。具体的操作方法为：使用干净、无异味的玻璃瓶或密封袋作为保存容器，在冬虫夏草的上方撒一层花椒，可以起到抑制细菌和真菌生长的作用。

（3）天竺黄　用天竺黄对抗贮藏冬虫夏草的用法为：将天竺黄放入烘箱干燥或自然干燥后，拌入冬虫夏草中（3∶1）密封存放。定期检查并及时更换吸潮的天竺黄后，冬虫夏草越过夏、秋两季无生虫或生霉，虫体保持完整且色泽良好，天竺黄亦可干燥后重复使用。

这些对抗同贮的方式通过引入其他天然植物或采用特殊处理方法，增加了冬虫夏草贮藏方法的多样性和冬虫夏草的抗性，提高了其贮藏的成功率。

2.　除氧保鲜技术

除氧保鲜技术是气调贮藏技术的一种，通过将吸氧剂和药材放置于密封的复合薄膜罩或袋内，利用氧化反应降低封存空间的氧气浓度，形成不适合微生物和害虫生长繁殖的无氧环境。这样可以有效防止药材发生虫害、霉变、变味或变色等质变，显著减少损耗。该技术的优点在于无毒、安全可靠、不污染被封存物品和环境、操作简便，无须大量额外设备和维护费用，适合于大规模贮藏及运输、经营、使用环节的保鲜。

采用这种方法养护的冬虫夏草，在长达两年的贮藏期内能够保持良好品质，没有虫蛀和损耗。与熏蒸法相比，这种方法不仅能保持较高的粗蛋白质含量，而且无毒害，能快速彻底地进行杀虫灭菌，不损害冬虫夏草的有效成分和商品质量，同时便于贮藏和检查，具有显著的安全性和经济效益。

（二）贮藏条件

影响冬虫夏草质量的外部因素包括日光、温度、相对湿度、真菌及虫害、鼠害等。日光照射下，色素含量高的冬虫夏草易变色，影响质量。高温（30℃以上）环境会导致冬虫夏草干燥脆弱，不宜长期或批量保存。湿度过高（空气相对湿度超过80%）会促使真菌生长，破坏冬虫夏草原有品质。

（1）湿度管理 除控制仓库内相对湿度外，包装中加入湿度吸收剂可防湿气，如使用石灰等干燥剂防潮，延缓霉变。

（2）温度控制 贮藏时保持恒低温环境，避免高温影响冬虫夏草口感和药效。低温有助于减缓生化反应，维持新鲜度。

（3）防日光照射 除了阴凉防晒，包装设计应考虑使用防紫外线材料，如紫外线吸收剂，以减少日光对冬虫夏草颜色的影响，保持其外观品质。

（4）防虫害 仓储环节可用天然防虫植物如丹皮、花椒，或科学杀虫方法，如高浓度乙醇熏蒸，既可杀灭虫害又能保持冬虫夏草色泽和活性成分。

（三）包装方式

在冬虫夏草的贮藏与保鲜过程中，科学合理的包装方式（图3-8）对于维护其质量和药效至关重要。以下进一步探讨不同的包装方式。

1. 真空包装

真空包装技术通过移除包装内氧气，减缓冬虫夏草内的氧化反应，有助于保持其颜色和

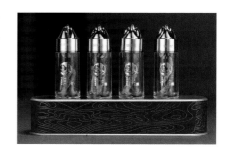

图3-8 小规格冬虫夏草密封包装

活性成分的稳定。研究表明，真空包装能有效降低氧气浓度，延缓氧化过程，从而保持冬虫夏草的色泽和药效，同时具备防潮作用，延长贮藏期。

2. 复合材料包装

复合材料包装采用具有良好阻隔性的材质，如铝塑膜、聚酯薄膜等，能减少外界湿气和光线侵入，防止冬虫夏草受潮和光照损害。这类材料在包装行业中广泛应用，提供优越的防潮性和隔绝外界异味的能力。采用复合材料包装的冬虫夏草在保持新鲜度和口感方面表现优异，增强了长途运输和长期贮藏的稳定性。

3. 气调包装

气调包装通过在包装过程中替换气体，降低包内氧气含量，减少氧化反应的可能（图3-9）。常用气体包括氮气和二氧化碳，其中氮气减少氧化、延长保质期，而二氧化碳抑制微生物生长，帮助减缓冬虫夏草霉腐败及颜色和风味的劣变。利用气调包装技术，可以有效去除包装内的氧气，减缓冬虫夏草中的氧化反应，有助于保持其颜色和活性成分的稳定性。

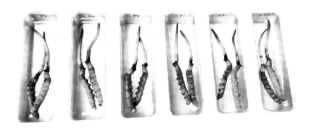

图3-9　冬虫夏草气调包装

第三节　冬虫夏草制剂的加工与贮运

一、冬虫夏草制剂常见产品形式

传统的冬虫夏草干品食用方法主要是炖煮、打粉以及浸酒服用，随着产业的发展，冬虫夏草也出现了其他制品形式（图3-10），丰富了冬虫夏草的服用场景。

冬虫夏草产品来源于冬虫夏草菌，由天然冬虫夏草中分离的菌种经液态或固态深层培养技术得到各种菌丝体，再将菌丝体干燥、加工制成相应的制剂。冬虫夏草发酵制剂的生产基于从冬虫夏草中提取分离出的菌种，通过深层发酵培养技术，依据菌种发酵生成各式菌粉，

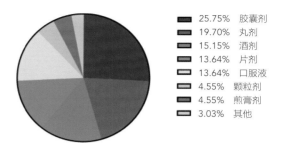

25.75%	胶囊剂
19.70%	丸剂
15.15%	酒剂
13.64%	片剂
13.64%	口服液
4.55%	颗粒剂
4.55%	煎膏剂
3.03%	其他

图3-10　冬虫夏草制剂中各剂型占比

进而制造多种冬虫夏草发酵制剂。提取分离的冬虫夏草菌作为生产的基础，其纯度对最终发酵制剂的质量具有决定性影响，在菌种的传代发酵培育过程中，确保菌株在整个生产周期内保持稳定，避免发生变异，是确保发酵制剂产品质量的关键所在。

二、制剂贮藏方式

中药制剂的成分多样复杂，在贮藏期间容易受到各类因素影响，发生氧化、酸败或分解等反应，如药物中的挥发油、脂肪酸、糖类等成分，进而影响药物质量。有效的包装和贮藏技术能保证制剂质量，达到预期治疗效果。

气调贮藏技术可控制贮藏空气中的氧浓度，如采用真空抽取或填充化学性质稳定、无毒无味的氮气，能显著降低氧气浓度。实验表明，真空或充氮包装贮藏的中药制剂质量较为稳定，而自然降氧或常规贮藏方法效果不佳。因此，为保证冬虫夏草制剂的最佳保存状态，建议采用充氮或真空包装方法。

第四节　小结

本章详细探讨了冬虫夏草的保鲜贮运与加工方式。鲜冬虫夏草通过冰鲜或液氮速冻技术以保留活性成分，其食用方法多样，包括直接嚼服、泡酒、煲汤等。在采集后，冬虫夏草需经过科学采集、去泥清洁和分级筛选，以确保品质。保鲜措施包括高温冷库贮藏和低温冷库贮藏，其中液氮冻结技术因其高效率和对细胞结构保护的优势而被推荐。干制冬虫夏草的加工方式有阴凉干燥、热风烘干和冷冻干燥，各有优缺

点。干制冬虫夏草的保鲜关键因素包括防受潮、防霉变和防变色，而贮藏方法如对抗同贮法和除氧保鲜技术有助于保持其品质。包装方式，如真空包装和气调包装，对维护冬虫夏草的质量和药效至关重要。此外，对冬虫夏草不同的制剂形式，包括加工与贮运、有效的贮藏方式等也进行了探讨。

参考文献

[1]　Chen P X，Wang S，Nie S，et al. Properties of cordyceps sinensis：A review [J]. Journal of Functional Foods，2013，5（2）：550-569.

[2]　Li D，Zhu Z，Sun D W. Effects of high-pressure freezing and deep-frozen storage on cell structure and quality of cordyceps sinensis [J]. LWT Food Science & Technology，2022，175：114044.

[3]　Ma L，Zhang M，Zhao S. Effect of radio - frequency heating on microbial load，flavor，color，and texture profiles of Cordyceps militaris [J]. Journal of the Science of Food and Agriculture，2019，99（1）：136-142.

[4]　Tian Y，Li D，Luo W，et al. Rapid freezing using atomized liquid nitrogen spray followed by frozen storage below glass transition temperature for *Cordyceps sinensis* preservation：Quality attributes and storage stability [J]. LWT-Food Science & Technology，2020，123：109066.

[5]　Xia M C，Zhan Q，Cai L，et al. Investigation into the content change and distribution of active components in *Cordyceps sinensis* with growth cycle by direct TOF-SIMS detection [J]. Microchemical Journal，2021，164：106026.

[6]　陈丽华，滕佳璐，杨方，等. 冬虫夏草保藏方式研究 [J]. 中国食品，2023（20）：152-155.

[7]　冬虫夏草研究课题组，生吉萍，董彩虹，等. 冬虫夏草的加工与产业可持续发展 [J]. 保鲜与加工，2011（4）：1-4.

[8]　龚歆，蔡依珊，沈甦，等. 冬虫夏草入膏方治疗亚临床期POI的增效研究 [J]. 时珍国医国药，2022，33（8）：1928-1930.

[9]　侯晓宁，余大地. −15℃低温技术在长期储存冬虫夏草、西洋参中的应用 [J]. 中国药业，2010（4）：57-59.

[10]　胡海. 如何储存名贵药材 [J]. 科普天地（资讯版），2010（7）：12.

[11]　拉姆，拉姆次仁，米久. 冬虫夏草采集与储存方法的思考 [J]. 亚太传统医药，2022，18（7）：14-17.

[12] 李光荣，郭燕飞，余江锋，等 . 不同干燥工艺对冬虫夏草品质的影响 [J]. 菌物研究，
　　　 2020，18（2）：132-138.

[13] 李宜聪，章华伟，王瀚栋，等 . 虫草功能食品的研究进展与展望 [J]. 农产品加工，
　　　 2016（11）：57-58，61.

[14] 梁晓原，李聪，李树强，等 . 除氧保鲜技术养护冬虫夏草的研究 [J]. 云南中医学院学
　　　 报，1993（4）：11-14.

[15] 刘杏忠，钱正明 . 冬虫夏草——科研创新成就的新型产业 [J]. 菌物研究，2020，18
　　　（2）：60.

[16] 芦柏霞，章红燕，何晓波 . 医院药库中药饮片的"对抗法"贮藏 [J]. 中国中药杂志，
　　　 2001（5）：359-360.

[17] 卢晓慧 . 冬虫夏草太贵，不妨试试替代品 [J]. 江苏卫生保健，2022（3）：41.

[18] 罗涛，孔令跃 . 冬虫夏草对抗贮藏法一则 [J]. 中国药师杂志，2000（6）：378.

[19] 罗文煌 . 液氮速冻机温度场模拟及枸杞和冬虫夏草的液氮速冻研究 [D]. 广州：华南理
　　　 工大学，2019.

[20] 谭小蓉 . 冬虫夏草茶饮料风味研究 [J]. 饮料工业，2010（7）：22-25.

[21] 谭小蓉 . 冬虫夏草茶饮料工艺研究 [D]. 重庆：西南大学，2007.

[22] 天麻和冬虫夏草的使用和保存技巧 [J]. 农村实用技术，2012（12）：61.

[23] 王彩云，金李玲，王琳，等 . 冬虫夏草含片质量评价研究 [J]. 今日药学，2023，33
　　　（7）：524-528.

[24] 王启山 . 如何辨别与储存冬虫夏草 [J]. 农产品加工，2011（4）：20-21.

[25] 王伟，王红 . 浅谈"对抗"贮藏法的应用 [J]. 陕西中医，2013（9）：1272.

[26] 王雅玲，代玲玲 . 虫草功能食品开发的现状及前景 [J]. 食用菌，2008，30（3）：1-3.

[27] 王玉，郑学双，毕玉婷，等 . 虫草保健糖的制备 [J]. 食品研究与开发，2011（12）：86-88.

[28] 王玉华，谢超玲 . 冬虫夏草在青藏高原生态中的地位 [J]. 绿色科技，2019（2）：29-30.

[29] 许建 . 浅谈中药变质与养护 [J]. 陕西中医杂志，1988（8）：368.

[30] 杨梓懿，石继连，蒋孟良 . 中药饮片小包装气调养护对浸出物、挥发油含量的影响研
　　　 究 [J]. 湖南中医学院学报，2002（4）：18-20.

[31] 张红梅 . 贵重中药如何保存？[J]. 中医健康养生，2021，7（5）：50.

[32] 张萍，刘薇，邹秦文，等 . 虫草发酵类产品质量评价与控制研究进展 [J]. 中国药学杂
　　　 志，2021，56（14）：1118-1123.

[33] 赵学敏 . 本草纲目拾遗 [M]. 北京：中国中医药出版社，2007.

[34] 周刊社，洪建昌，罗珍，等 . 西藏高原冬虫夏草产区气候变化特征分析 [J]. 资源科
　　　 学，2019，41（1）：164-175.

第四章

冬虫夏草中的功效成分

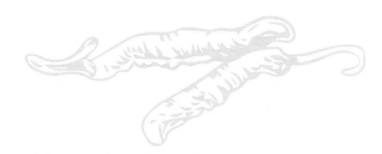

冬虫夏草在中国及其他亚洲地区尤其是老年人群中作为滋补保健产品享有盛誉，因其显著的药用价值而备受瞩目。随着科技进步和研究水平的不断提高，冬虫夏草中发现的生物活性成分日渐增多，包括核苷、多糖、虫草酸、固醇、环二肽、超氧化物歧化酶、脂肪酸及矿物质等。这些成分显示出了包括抗炎、抗氧化、抗细胞凋亡、保肾、保肝在内的广泛药理活性。

第一节　核苷类

核苷类化合物被广泛认为是冬虫夏草中一类关键的生物活性成分，目前研究已在冬虫夏草中确认了32种核苷类化合物。这类化合物包括7种碱基（即腺嘌呤、鸟嘌呤、次黄嘌呤、尿嘧啶、胸腺嘧啶、胞嘧啶、黄嘌呤）和20种核苷（腺苷、尿苷、鸟苷、肌苷、胸苷、胞苷、虫草素、2′-脱氧腺苷、双脱氧腺苷、2′-甲氧基腺苷、N_6-羟乙基腺苷、3′-氨基-3′-脱氧腺苷、N_6-甲基腺苷、3′-高瓜氨酰-氨基-3′-脱氧腺苷、N_6-[β-（乙酰胺甲基）氧乙基]-腺苷、2′-脱氧尿苷、3′-脱氧尿苷、3′-甲氧基尿苷、脱氧鸟苷、乙酰虫草素），以及5种核苷酸（单磷酸鸟苷、单磷酸尿苷、单磷酸腺苷、单磷酸胞苷、单磷酸胸苷）。这些核苷类化合物因其显著的药用价值成为目前研究的重点，在调节人体生理功能、促进健康等方面的潜在作用而受到广泛关注。

目前冬虫夏草的主要食用方式为水煎、炖汤等，这些食用方式均以水为主要的媒介，将冬虫夏草中的主要营养成分输送到人体内，然而冬虫夏草原药材（即全草）的水煎液中核苷类成分的浓度极低，直接咀嚼食用又受到冬虫夏草的不良味道和口感的影响，同时，不充分的咀嚼也会影响冬虫夏草在体内的吸收，反而达不到充分吸收冬虫夏草营养物质的目的。因此，冬虫夏草超微粉的优势在这两个方面充分体现出来。从表4-1可以看出，冬虫夏草超微粉具有更好的核苷类化合物的溶出度，与其相应的全草对比分析，超微粉中的4种核苷类成分的溶出率平均提高10倍以上。

值得注意的是，由于冬虫夏草的来源不同，其核苷类物质的含量也存在差异。从表4-2和图4-1可以看出，青海玉树、西藏那曲和西藏那曲比如县[1]这三个地方的冬虫

---

[1]　西藏那曲地域广阔，其最优质的冬虫夏草集中分布在比如县、巴青、索县，因此增加比如县冬虫夏草进行对比。
　　　——编者注

表4-1 冬虫夏草及其超微粉水煎液中的肌苷、尿苷、鸟苷和腺苷浓度

核苷类成分	超微粉水煎液中浓度/（μg/mL）	药材水煎液中浓度/（μg/mL）	溶出率提高倍数
肌苷	0.057	0.0034	16.80
尿苷	0.009	0.00026	34.80
鸟苷	0.019	0.0018	10.25
腺苷	0.024	0.0023	10.14

资料来源：国坤堂联合中国药科大学张朝凤课题组提供。

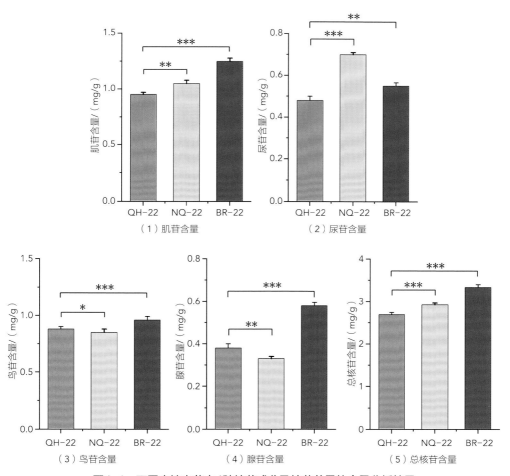

图4-1 不同产地虫草中4种核苷成分及核苷总量的含量分析结果

注：QH-22：青海玉树2022年产；NQ-22：西藏那曲2022年产；BR-22：西藏那曲比如县2022年产。

　　*表示$0.01 \leqslant P < 0.05$；**表示$0.001 \leqslant P < 0.01$；***表示$P < 0.001$。

资料来源：国坤堂联合中国药科大学张朝凤课题组提供。

夏草营养成分基本一致，均含有肌苷、鸟苷、尿苷及腺苷。从四种核苷以及总核苷的含量测定结果表明，西藏那曲比如县产冬虫夏草四种核苷以及总核苷的含量显著高于青海玉树产冬虫夏草。

表4-2　不同产地冬虫夏草中4种核苷的测定结果　　　　单位：mg/g

编号	产地	年份	肌苷	尿苷	鸟苷	腺苷	核苷总量
QH-22	青海玉树	2022年	0.95	0.48	0.88	0.38	2.69
NQ-22	西藏那曲	2022年	1.05	0.70	0.85	0.33	2.93
BR-22	西藏那曲比如县	2022年	1.25	0.55	0.96	0.58	3.34

注：QH-22：青海玉树2022年产；NQ-22：西藏那曲2022年产；BR-22：西藏那曲比如县2022年产。
资料来源：国坤堂联合中国药科大学张朝凤课题组提供。

Drury和Szent-Gyorgyi于1929年首次报道，腺苷是一种在人体众多组织和系统中广泛分布的内源性核苷，扮演着重要的生理功能。作为腺嘌呤核苷酸和三磷酸腺苷的重要成分，腺苷能够直接进入心肌并通过磷酸化过程产生腺苷酸，从而参与心肌的能量代谢。同时，它还能扩张冠状动脉，增加血流量，改善心脑血液循环，以及治疗心律失常等问题，腺苷被美国食品与药物管理局（FDA）批准为治疗阵发性室上性心动过速的一线药物。

在冬虫夏草中，腺苷是主要的核苷，其分子式为$C_{10}H_{13}N_5O_4$，由腺嘌呤和核糖或脱氧核糖通过脱水缩合形成，也是虫草素生物合成的直接前体（图4-2）。根据《中国药典（2020版）》，冬虫夏草中腺苷的含量不得少于0.01%[1]。作为一种信号分子，腺苷通过细胞表面的腺苷受体（ADORA）以及细胞内外的信号通路，影响各种细胞、组织和器官系统。此外，腺苷在细胞内担当能量传递和信号转导的角色，为细胞和组织提供保护作用，包括抗炎和抗癌效果。特别地，腺苷能有效抑制中枢神经系统神经元的兴奋性和突触前的多种神经递质释放，从而显现出卓越的抗惊厥作用。

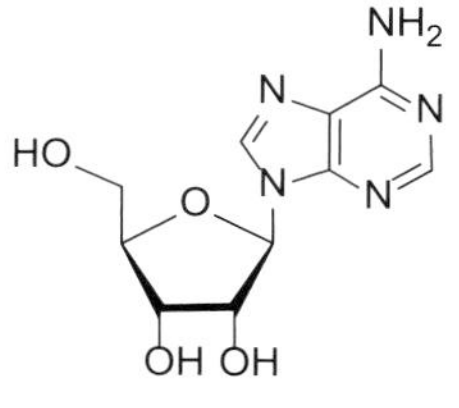

图4-2　腺苷的化学结构

----

[1]　如无特殊说明，本书中%均为质量分数。——编者注

第二节　碳水化合物

一、多糖

　　Shear于1936年发现多糖具有抗肿瘤活性，开启了多糖研究的新篇章。多糖是存在于动物细胞膜、高等植物及微生物细胞壁中的广泛的多聚化合物。已有许多从香菇中分离得到的天然多糖和多糖蛋白复合物用于治疗，预示着冬虫夏草多糖的广泛应用潜力。

　　冬虫夏草中含有丰富的多糖，占总干物质量的3%～8%。这些多糖分为胞内多糖和胞外多糖两大类，胞内多糖主要来自于培养或野生冬虫夏草，而胞外多糖则是从发酵液中提取。冬虫夏草多糖作为冬虫夏草的主要生物活性成分，具有多样的结构和广泛的理化性质，已有多种多糖组分从中分离和纯化。

　　目前对野生冬虫夏草多糖的报道仍然较少，野生冬虫夏草中的多糖主要由葡萄糖、甘露糖和半乳糖组成，有研究者从野生冬虫夏草中纯化出一种高度分支的半乳甘露聚糖，结合高碘酸氧化、Smith降解、甲基化分析、部分酸水解和13C核磁谱等手段表征其结构为以α-（1→2）-D-Manp为主链，由（1→3）、（1→5）和（1→6）-D-Galf，（1→4）-Galp残基构成支链，非还原末端为D-Galf和D-Manp，分支点位于D-Manp。不同的提取纯化方法所得到的冬虫夏草多糖结构有所不同，采用5%（质量分数）Na_2CO_3提取分离出具有类似结构的半乳葡甘露聚糖，该多糖的分子质量大约是23000u，主链由α-（1→6）-和α-（1→2）-D-Manp组成，支链中含有大量的β-（1→5）-Galf和少量的α-（1→6）-Galp组成的短链，大部分的非还原端是β-Galf。除此之外，有研究者对不同来源的野生冬虫夏草基于糖苷键特征进行糖谱分析，表明野生冬虫夏草粗多糖中的糖苷键类型相似，多为1→4键状，有β-（1→4）-Glc、β-（β→4）-Man、α-（1→6）-Glc、α-（1→4）-Glc和α-（1→4）-Gal。

　　冬虫夏草多糖的生物活性与其分子大小、组成单糖的类型和比例、糖苷键的特征（糖苷键的构型、糖苷键的位置、单糖的序列等）等理化性质密切相关，因此可通过测定多糖的性质来评判冬虫夏草的质量。大量研究证明冬虫夏草多糖是一种广谱性的免疫调节剂，可活化NK细胞、T细胞以及单核-巨噬细胞等特异性或非特异性淋巴细胞，从而对机体起免疫保护作用。其次，冬虫夏草多糖可以增强肝脏超氧化物歧化酶活性，有明显的抗氧化、清除氧自由基和羟自由基的作用，对延缓衰老有显著意义。除此之外，冬虫夏草多糖还具有抗炎、抗癌、保护肠道和肝脏等生物活性，如表4-3所示。

表4-3　野生冬虫夏草多糖的药理作用

药理作用	名称	活性作用	细胞模型	给药剂量
免疫作用	CS-PS	增强淋巴细胞的增殖、巨噬细胞的吞噬活性以及IL-5和IL-17的分泌	暴露于^{60}Co的小鼠	50～100mg/kg
	CCP	诱导IL-6和TNF-α的产生	小鼠RAW264.7细胞	20～100μg/mL
抗炎作用	CSP	抑制TLR9的激活以及TNF-α、IL-1β、iNOS和cyclooxygenase-2的表达	环磷酰胺诱导的肝损伤小鼠	150mg/kg
抗氧化作用	CSP	增加抗氧化酶的活性，降低血清、肝脏和肌肉中的丙二醛和8-羟基-2脱氧鸟苷水平	强迫进行力竭游泳运动的大鼠	100～400mg/kg
益生元作用	NCSP	增加类杆菌的数量，减少固着菌和蛭形菌的比例	环磷酰胺诱导的肠道损伤小鼠	50～100mg/kg
抗癌作用	SPC-I	降低血管内皮生长因子和碱性成纤维细胞生长因子的表达	非小细胞肺癌157细胞	0.1～0.5μg/mL
	PSCS	通过增加IFN-γ和TNF-α的表达来诱导sCD11b、CD14和CD68的分化和表达	白血病U937细胞	10～100μg/mL
肠道保护	CSP	激活ERK信号通路并抑制JNK和p38信号通路	环磷酰胺诱导的肠道损伤小鼠	50～100mg/kg
	CSP	通过激活NF-κB信号通路、促进细胞因子的表达来改善免疫抑制	环磷酰胺诱导的肠道损伤小鼠	25～100mg/kg
	CSP	增加益生菌含量，减少致病菌	环磷酰胺诱导的肠道损伤小鼠	25～100mg/kg
	NCSP-50	增加IgA分泌细胞的水平、分泌型IgA、杯状细胞的含量以及细胞因子的表达	环磷酰胺诱导的肠道损伤小鼠	50～100 mg/kg
肝脏保护	CS-PS	抑制肝组织TGF-β1、TIMP2、MMP-2、MMP-9的表达	CCl_4诱导肝纤维化大鼠	60 mg/kg
	CSP	抑制炎症和氧化应激损伤	环磷酰胺诱导的肝损伤小鼠	150 mg/kg

注：TNF-α：肿瘤坏死因子-α；iNOS：诱导型一氧化氮合酶；IFN-γ：干扰素-γ；NF-κB：核因子-κB；IgA：免疫球蛋白A。
资料来源：Yuan等，2022。

二、虫草酸

虫草酸是奎宁酸的异构体，是冬虫夏草的主要生物活性成分。1957年Chatterjee等首次从冬虫夏草中提取出虫草酸，确定该物质的结构为1,3,4,5-四羟基环己烷-1-羧酸。但在之后的研究中纠正了虫草酸的分子式为$C_6H_{14}O_6$，实际结构为D-甘露醇。冬虫夏草中虫草酸的含量为7%～29%，其含量在子座的不同生长阶段有所不同，一般为29～85mg/g，冬虫夏草虫体中的虫草酸含量高于子座。野生冬虫夏草中虫草酸的含量（35.42～38.64mg/g）高于人工培养冬虫夏草中的虫草酸含量（10.24～13.41mg/g），并且其含量随产地不同而不同。

虫草酸具有利尿、镇咳、改善血浆渗透压和抗自由基等作用。具体而言，它可用于为脑缺血和创伤后的患者提供有效的保护或治疗，如改善脑微循环和脑血流。从化学上来说，虫草酸是一种醇和糖，或多元醇，它与木糖醇、山梨醇相似，具有味道偏甜、化学稳定性好且不吸湿性等特点，广泛用于抗癌药及维生素药片的赋形剂，也用于醒酒药和清凉剂等配方的制作。

第三节 固醇类

迄今为止，已从冬虫夏草中分离或鉴定出多种固醇，如从冬虫夏草的甲醇提取物中分离出两种抗肿瘤化合物，$5\alpha,6\alpha$-环氧二氧-24（R）-甲基胆甾烷-7,22-二烯-3β-醇和$5\alpha,8\alpha$-环氧二氧-24（R）-甲基胆甾烷-6,22-二烯-3β-D-吡喃葡萄糖苷。在甲醇提取物中还发现了两个麦角固醇衍生物，22,23-二氢麦角固醇-3-O-β-D-吡喃葡萄糖苷和麦角固醇-3-O-β-D-吡喃葡萄糖苷。此外，在乙酸乙酯提取物中分离得到谷固醇、$5\alpha,8\alpha$-表二氧-22E-麦角甾烷-6,22-二烯-3β-醇、$5\alpha,8\alpha$-表二氧-22E-麦角甾烷-6,9（11），22-三烯-3β-醇、$5\alpha,6\alpha$-环氧-5α-麦角甾烷-7,22-二烯-3β-醇和麦角固醇，其结构如图4-3所示。

麦角固醇是冬虫夏草中的主要固醇，是维生素D_2的重要前体，可通过紫外线照射转化为维生素D_2，维生素D_2是一种促进人类和其他哺乳动物骨骼正常发育的营养因子。麦角固醇在冬虫夏草中的含量相对稳定，可将它的含量作为冬虫夏草的质量控制指标之一，并且其水平可以反映冬虫夏草虫体的数量。在冬虫夏草中麦角固醇以游

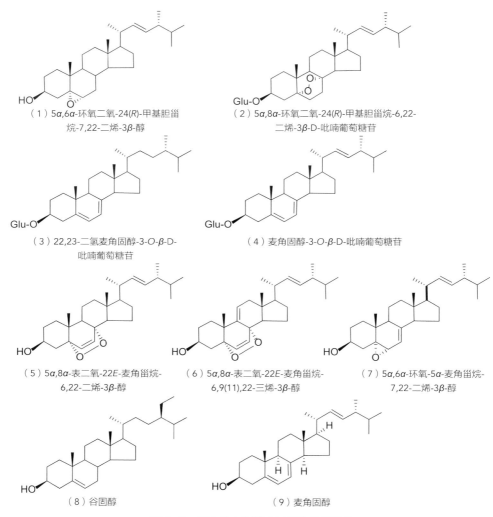

（1）5α,6α-环氧二氧-24(R)-甲基胆甾烷-7,22-二烯-3β-醇

（2）5α,8α-环氧二氧-24(R)-甲基胆甾烷-6,22-二烯-3β-D-吡喃葡萄糖苷

（3）22,23-二氢麦角固醇-3-O-β-D-吡喃葡萄糖苷

（4）麦角固醇-3-O-β-D-吡喃葡萄糖苷

（5）5α,8α-表二氧-22E-麦角甾烷-6,22-二烯-3β-醇

（6）5α,8α-表二氧-22E-麦角甾烷-6,9(11),22-三烯-3β-醇

（7）5α,6α-环氧-5α-麦角甾烷-7,22-二烯-3β-醇

（8）谷固醇

（9）麦角固醇

图4-3　多种冬虫夏草中固醇的化学结构

离麦角固醇和酯化麦角固醇两种形式存在，冬虫夏草子座和虫体内麦角固醇的组成类似，但是含量差别较大，虫体中酯化麦角固醇含量显著高于子座。此外，野生和人工冬虫夏草中的麦角固醇含量差别也较大，不同来源的野生与人工冬虫夏草中游离麦角固醇含量差异显著。麦角固醇在物质运输、保持膜的流动性、提高膜结合酶的活性、增强细胞活力、确保膜结构的完整性等方面起着重要作用，具有抗菌、抗病毒、抗癌、防衰老、防心律不齐、解毒、抑制癌细胞增殖等功能。

值得注意的是，不同产地的冬虫夏草中的固醇的种类和含量有着显著的差异，从

表4-4以及图4-4中可以看出青海玉树和西藏那曲比如的冬虫夏草均含有麦角固醇、胆固醇、谷固醇，其中麦角固醇含量较高，谷固醇和胆固醇的含量基本相当，而比如县产冬虫夏草三种固醇以及总固醇的含量显著高于青海玉树产冬虫夏草。

表4-4　不同产地冬虫夏草中三种固醇的测定结果　　　　单位：mg/g

编号	产地	年份	麦角固醇	胆固醇	β-谷固醇	固醇总量
QH-22	青海玉树	2022年	1.85	0.60	0.47	2.92
NQ-22	西藏那曲	2022年	2.39	0.88	0.52	3.79
BR-22	西藏那曲比如县	2022年	2.44	0.95	0.49	3.88

注：QH-22：青海玉树2022年产；NQ-22：西藏那曲2022年产；BR-22：西藏那曲比如县2022年产。
资料来源：国坤堂联合中国药科大学张朝凤课题组提供。

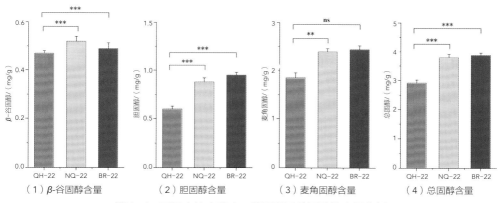

（1）β-谷固醇含量　　（2）胆固醇含量　　（3）麦角固醇含量　　（4）总固醇含量

图4-4　不同产地虫草中三种固醇及总固醇的含量分析

注：QH-22：青海玉树2022年产；NQ-22：西藏那曲2022年产；BR-22：西藏那曲比如县2022年产。
　　ns表示$P>0.05$；**表示$0.001 \leq P < 0.01$；***表示$P<0.001$。
资料来源：国坤堂联合中国药科大学张朝凤课题组提供。

第四节　蛋白质与肽

冬虫夏草的粗蛋白质含量在14.8%～37.2%，水解后的氨基酸含量为20%～25%，由天冬氨酸、苏氨酸、丝氨酸、谷氨酸、脯氨酸、甘氨酸、缬氨酸、蛋氨酸、异亮氨酸、亮氨酸、酪氨酸、苯丙氨酸、赖氨酸、组氨酸、胱氨酸、半胱氨酸和色氨酸等18种氨基酸组成，其中含量最高的是谷氨酸、丝氨酸、精氨酸和天冬氨酸，主要药理成分是精氨酸、谷氨酸、色氨酸和酪氨酸。冬虫夏草中含有的蛋白质和氨基酸可以使免疫系统细胞的数目增多，同时也可以提高抗体的生成，从而达到良好的免疫平衡，调整机体的免疫功能。亦有研究显示，冬虫夏草具有的补益、辅助治疗消化系统和神经系统疾病，抗菌、提高免疫力等功效，也有可能与其富含丰富的氨基酸有关。

一、环二肽

目前冬虫夏草中报道的肽类主要为二肽化合物，它们的共同特点是含有一个哌嗪环，如图4-5所示，包括L-甘-L-脯环二肽、L-亮-L-脯环二肽、L-缬-L-脯环二肽、3-乙氨基-6-异丁基-2,5-2氧哌嗪（cordycedipeptide A）、L-苏-L亮环二肽、L-丙-L亮环二肽、L-丙-L-缬环二肽和3,6-2（4-羟基）苯基-2,5-2氧哌嗪。其中一些环二肽被发现具有强大的抗肿瘤、抗病毒和抗生素活性。L-甘-L-脯环二肽和3-乙氨基-6-异丁基-2,5-2氧哌嗪有明显的抗肿瘤活性。L-亮-L-脯环二肽被发现具有抗菌作用，并对抗万古霉素耐药肠球菌（VRE）和致病酵母的生长具有抗突变特性。

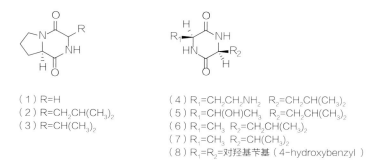

（1）R=H
（2）R=CH$_2$CH(CH$_3$)$_2$
（3）R=CH(CH$_3$)$_2$

（4）R$_1$=CH$_2$CH$_2$NH$_2$　R$_2$=CH$_2$CH(CH$_3$)$_2$
（5）R$_1$=CH(OH)CH$_3$　R$_2$=CH$_2$CH(CH$_3$)$_2$
（6）R$_1$=CH$_3$　R$_2$=CH$_2$CH(CH$_3$)$_2$
（7）R$_1$=CH$_3$　R$_2$=CH(CH$_3$)$_2$
（8）R$_1$=R$_2$=对羟基苄基（4-hydroxybenzyl）

图4-5　多种冬虫夏草中肽类的化学结构

注：（1）L-甘-L-脯环二肽；（2）L-亮-L-脯环二肽；（3）L-缬-L-脯环二肽；（4）3-乙氨基-6-异丁基-2,5-2氧哌嗪；
　　（5）L-苏-L亮环二肽；（6）L-丙-L亮环二肽；（7）L-丙-L-缬环二肽；（8）3,6-2（4-羟基）苯基-2,5-2氧哌嗪。

二、超氧化物歧化酶

超氧化物歧化酶（SOD）是广泛存在于生物体内的金属酶，是一种富含金属离子的生物活性蛋白质，广泛存储在于各种生物体中，在温度38℃、pH 7～8活性最稳定，人体自身可以生成，对调节新陈代谢大有益处。该物质不仅能消炎及防辐射，而且具有清除生物体内超氧阴离子自由基、降低机体内过氧化脂质的生成速度等功能，因此被社会科学界称为"人体垃圾的清道夫"。

根据SOD所含的金属辅助基团，可以将其划分为三类，分别是Cu/Zn-SOD、Mn-SOD和Fe-SOD。Cu/Zn-SOD是平常最为常见的一种酶，主要存在于机体的细胞浆中；Mn-SOD仅存在于真核细胞的线粒体和原核细胞内；Fe-SOD存在于原核细胞中。高等动物细胞内只含Cu/Zn-SOD与Mn-SOD，植物体中三种辅基的SOD都有。冬虫夏草中具有含量相当丰富的SOD，可以消除过量的自由基，因而拥有很强的抗老化、抗氧化能力，可以进一步提高机体的免疫力，对消化系统和精神系统的疾病也有很大的帮助。

第五节　脂肪酸、矿物质及其他功效成分

一、脂肪酸

脂肪酸不仅是必需的营养成分，而且通过其受体可以调节许多细胞功能，被认为是糖尿病和血脂异常的治疗靶点，特别是2型糖尿病的新治疗靶点。脂肪酸由碳、氢和氧组成，是脂质、磷脂和糖脂的主要成分，它们可以分为饱和脂肪酸或不饱和脂肪酸。冬虫夏草中不饱和脂肪酸含量达57.84%，包括棕榈油酸（$C_{16:1}$）、十七烯酸（$C_{17:1}$）、油酸（$C_{18:1}$）和亚油酸（$C_{18:2}$），其中亚油酸和油酸含量最高，分别为38.44%和17.94%。野生冬虫夏草中总不饱和脂肪酸含量显著高于其他常见真菌，且不饱和脂肪酸被认为是一种有效的生理活性成分，在降低血脂和预防心血管疾病方面具有独特的功能。

二、矿物质

冬虫夏草含有多种矿物质成分，在冬虫夏草不同部位的矿物质种类和含量具有显著差异，包括常量营养素（Ca、Na、Mg、K）和微量元素（Ni、Zn、Fe、Mo、Cu、Mn、Cr、V、Co、Se），以及非必需元素和有毒元素（As、Ba、Sn、Pb、

Cd、Hg），如表4-5所示。许多金属元素，如Fe、Zn、Mn等，对性腺功能的发育和维持具有重要意义。中医学认为虚症与Fe、Zn、Mn等金属元素的缺乏有关，而冬虫夏草具有温补肾阳、助肾恢复的功效，这可能与Fe、Mn含量高有关，且Zn在肾脏中可有效防止镉损害肾单位。有"抗癌之王"之称的Se在冬虫夏草中的含量较高，因此可能对冬虫夏草的抗癌、抗肿瘤作用有一定的促进作用。Mg具有降血压的作用。K参与调节细胞渗透压，调节机体酸碱度，并且与人的神经系统有关。

表4-5　野生冬虫夏草子座和虫体中矿物质成分的含量　　　　单位：μg/g

样品	矿物质含量						
	Na	K	Ca	Mg	Zn	Fe	Cu
子座	547	3975	1656	1813	13.90	3136	2.80
基质	1420	946	453	280	65.24	114.72	13.18
虫体	876	724	238	117	27.43	39.20	3.56

样品	矿物质含量						
	Mn	V	Cr	Ni	Co	Mo	Se
子座	39.20	11.82	4.42	3.76	1.097	n.d.	0.34
基质	34.21	20.97	18.62	2.86	2.77	0.74	2.73
虫体	13.20	5.27	2.55	1.35	0.92	0.20	0.42

样品	矿物质含量				
	Ba	Sn	As	Cd	Pb	Hg
子座	n.t.	n.t.	n.t.	0.051	11.82	n.t.
基质	8.12	0.76	1.32	1.09	0.017	0.004
虫体	6.60	0.15	0.38	0.51	0.003	0.001

注：n.t.：未检测；n.d.：未检测到。
资料来源：Xu等，2023。

三、其他功效成分

　　一般对冬虫夏草活性成分的研究主要集中在以上六大成分，对冬虫夏草中其他化学成分的研究较少，缺乏系统的整理和归纳。从当前的研究来看，冬虫夏草还含有多种维生素，包括维生素B$_1$、维生素B$_2$、维生素B$_{12}$、维生素C、烟酸、烟酰胺和纤维素等物质。此外，还含有少量黄酮类物质，其对免疫系统、神经系统、心血管系统有一定的治疗和康复作用。黄酮类化合物不仅具有抗氧化活性，还具有抗肿瘤和增强免疫的作用。研究表明，冬虫夏草提取物中所含的染料木素异黄酮及其甲基糖苷衍生物可以抑制AKT和ERK1/2蛋白的活化，发挥免疫调节作用。此外，黄酮类化合物对人类免疫缺陷病毒1型（HIV-1）蛋白酶的高度抑制作用可以用作潜在的HIV-1病毒药物。此外，研究发现虫草的抗氧化能力可能与其类黄酮等物质清除自由基的能力有关。

第六节　小结

　　冬虫夏草的化学成分研究揭示了其丰富的生物多样性和药理潜力。核苷类化合物，尤其是腺苷，通过与细胞表面受体相互作用，调节心肌能量代谢并具有抗炎作用。多糖类化合物因其免疫调节和抗氧化特性，显著提升免疫反应并延缓衰老过程。虫草酸具有利尿和抗自由基作用。固醇类化合物，尤其是麦角固醇，维持细胞膜的完整性和功能至关重要。蛋白质和肽类富含必需氨基酸，增强免疫功能并促进健康细胞生成。不饱和脂肪酸，如亚油酸和油酸，对心血管健康有积极影响。矿物质，包括铁、锌、硒等，维持生理功能和促进健康必不可少。冬虫夏草中的其他活性成分，如维生素和黄酮类物质，也为心血管和神经系统的健康提供额外保护。综合来看，这些成分不仅体现了冬虫夏草在传统医学中的广泛应用，也为其在现代医学中的潜在应用提供了科学依据。随着对冬虫夏草化学成分研究的深入，其在促进人类健康方面的价值将得到更全面的认识和利用。

参考文献

［1］ Bibi S，Hasan M M，Wang Y B，et al. Cordycepin as a promising inhibitor of SARS-CoV-2 RNA dependent RNA polymerase（RdRp）［J］. Current Medicinal Chemistry，2022，29（1）：152-162.

［2］ Cao T，Xu R，Xu Y，et al. The protective effect of cordycepin on diabetic nephropathy through autophagy induction in vivo and in vitro［J］. International Urology and Nephrology，2019，51（10）：1883-1892.

［3］ Chatterjee R，Srinivasan K S，Maiti P C. *Cordyceps sinensis*（Berkeley）Saccardo：Structure of cordycepic acid［J］. Journal of the Pharmaceutical Sciences，1957，46（2）：114-118.

［4］ Cheng Y H，Hsieh Y C，Yu Y H. Effect of *Cordyceps militaris* hot water extract on immunomodulation associated gene expression in broilers，*Gallus gallus*［J］. Journal of Poultry Science，2019，56（2）：128-139.

［5］ Cunningham K G，Hutchinson S A，Manson W，et al. 508. Cordycepin，a metabolic product from cultures of *Cordyceps militaris*（Linn.）link. Part Ⅰ. Isolation and characterisation［J］. Journal of the Chemical Society（Resumed），1951，2：2299-2302.

［6］ Matsuda H，Akaki J，Nakamura S，et al. Apoptosis-inducing effects of sterols from the dried powder of cultured mycelium of *Cordyceps sinensis*［J］. Chemical and Pharmaceutical Bulletin，2009，57（4）：411-414.

［7］ Phull A R，Ahmed M，Park H J. *Cordyceps militaris* as a bio functional food source：Pharmacological potential，anti-inflammatory actions and related molecular mechanisms［J］. Microorganisms，2022，10（2）：405.

［8］ Qu S L，Li S S，Li D，et al. Metabolites and their bioactivities from the genus *Cordyceps*［J］. Microorganisms，2022，10（8）：1489.

［9］ Rabie A M. Potent inhibitory activities of the adenosine analogue cordycepin on SARS-CoV-2 replication［J］. Acs Omega，2022，7（3）：2960-2969.

［10］Wang J，Nie S，Kan L，et al. Comparison of structural features and antioxidant activity of polysaccharides from natural and cultured *Cordyceps sinensis*［J］. Food Science and Biotechnology，2017，26（1）：55-62.

［11］Xu C，Wu F，Zou Z，et al. Discovery of the chemical constituents，structural characteristics，and pharmacological functions of Chinese caterpillar fungus［J］. Open Chemistry，2023，21（1）：142548-142549.

［12］Yuan Q H，Xie F，Tan J，et al. Extraction，structure and pharmacological effects of the polysaccharides from *Cordyceps sinensis*：A review［J］. Journal of Functional Foods，2022，89：104909.

［13］程元柳. 基于核苷类指标性成分的冬虫夏草质量控制研究［D］. 成都：成都中医药大学，2015.

［14］胡丰林，李增智. 虫草及相关真菌的次生代谢产物及其活性［J］. 菌物学报，2007，26（4）：607-632.

［15］李皓翔. 冬虫夏草核苷类成分质量评价方法研究［D］. 广州：广州中医药大学，2021.

［16］刘生. 鲜虫草中核苷类成分提取纯化及其神经保护作用研究［D］. 合肥：合肥工业大学，2020.

［17］齐楠，王思强，张彪，等. 虫草黄酮类化合物的生物活性及提取技术研究进展［J］. 安徽农业科学，2021，49（5）：14-17.

［18］唐楚煜，李秀璋，王涛，等. 冬虫夏草蛋白质提取工艺、分析鉴定及药理作用研究进展［J］. 中成药，2023，45（10）：3347-3352.

［19］王君巧. 天然冬虫夏草和发酵虫草菌粉的化学组成及其多糖精细结构表征［D］. 南昌：南昌大学，2017.

第五章

冬虫夏草的益肾功效

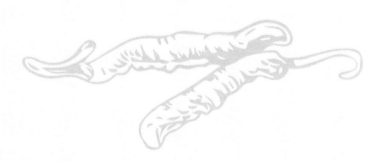

第一节　肾病的发生机制与疾病分型

一、肾病的发生机制

　　肾病的发病机制多样，如图5-1
所示，涉及免疫反应、代谢紊乱、
血管病变、感染、物理和化学损伤
等因素，这些相互作用影响肾脏的
结构和功能，了解这些机制对肾病
的预防、诊断和治疗策略至关重要。

（一）肾小球损伤

　　肾小球损伤是指肾脏中负责
过滤血液的肾小球结构和功能受
到损害的一种病理状态。肾小球

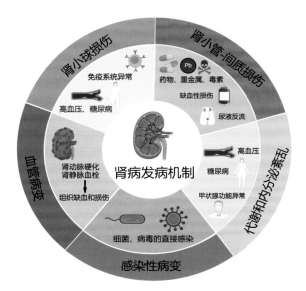

图5-1　肾病发病机制

是肾脏的基本过滤单位，其损伤可能导致多种肾脏疾病，影响肾脏的正常功能，包括
清除体内废物、维持电解质平衡和生成某些激素。肾小球损伤可能由以下因素引起：
　　（1）免疫介导的损伤　如系统性红斑狼疮（SLE）或IgA肾病中，免疫复合物在
肾小球沉积，触发炎症，导致肾小球细胞损伤和功能障碍。
　　（2）非免疫因素　如高血压和糖尿病，引发肾小球高滤过（指肾小球滤过率高
于正常水平的状况）和高血压状态，长期对肾小球造成机械和生物化学压力，致使肾
小球硬化和功能降低。

（二）肾小管-间质损伤

　　肾小管和肾间质损伤对肾功能有显著影响，可能源自：
　　（1）直接毒性　药物、重金属或毒素（如乙醇、抗生素、重金属等）对肾小管
细胞的直接损害。
　　（2）缺血性损伤　血流减少（在休克或重度脱水情况下）引发肾小管缺血，导

致细胞损伤和坏死。

（3）尿液反流　尿液从膀胱反流至肾脏（背尿现象），增加感染风险和机械损伤，引起肾小管–间质炎症和纤维化。

（三）代谢和内分泌紊乱

糖尿病肾病是由代谢紊乱引发的肾脏疾病典型例证。高血糖导致肾小球高滤过压力，长期损害肾脏。内分泌异常，如甲状腺功能亢进或减退，也影响肾功能。

（四）感染性病变

感染性因素，如细菌和病毒感染可直接引起肾病。急性肾盂肾炎通常由细菌感染引发，源自尿路感染。由人类免疫缺陷病毒（HIV）或肝炎病毒引起的病毒性肾病，也可直接损害肾脏。

（五）血管病变

肾血管病变，如肾动脉硬化和肾静脉血栓形成，直接损害肾血流供应，导致组织缺血和损伤。肾动脉狭窄等肾血管疾病引起肾缺血，降低肾功能，引发高血压和肾功能损害；未控制的高血压持续压迫肾脏，导致肾小球损伤和肾功能衰竭，这是导致慢性肾病的渐进过程。

二、肾病的疾病分型

肾病的分类涵盖多种类别，每类具有特定病理特征和临床表现。治疗依赖于疾病类型、严重程度及进展速度，可能包括药物治疗、生活方式调整、透析或在特定情况下进行肾脏移植。

（一）急性肾损伤

急性肾损伤是指肾脏功能在短时间内迅速下降，通常在几小时或几天内发生，原因可能包括严重的脱水、感染、药物毒性、急性尿路梗阻或急性肾炎。急性肾损伤的特点是尿量减少和血液中废物水平升高，需要紧急治疗以防止永久性肾脏损伤。

（二）慢性肾脏病

慢性肾脏病是指肾脏功能和结构的持续性损害，通常进展数月或数年。慢性肾脏病的主要原因包括高血压、糖尿病、慢性肾小球疾病和慢性肾小管-间质疾病。随着病情进展，肾功能逐渐下降，最终可能发展到需要透析或肾移植的末期肾病。

（三）肾小球疾病

肾小球疾病会影响肾小球过滤功能，包括急性肾炎、慢性肾炎、IgA肾病和肾小球肾炎，可能由免疫反应、感染或如糖尿病、高血压等疾病引起。其表现为蛋白尿、血尿、肾功能下降和水肿。

（四）肾小管-间质性疾病

该疾病涉及肾小管和间质组织，包括急性肾小管坏死、慢性肾小管间质性肾炎和由药物或毒素引起的肾损伤。这些状况可能导致电解质平衡异常、酸碱平衡问题和肾功能损害。

（五）肾血管疾病

该疾病涉及肾脏血管系统，如肾动脉狭窄和肾静脉血栓形成。这些状况可能导致血流限制和高血压，进而影响肾功能。

（六）遗传性肾病

遗传性肾病如多囊肾病和Alport综合征，涉及基因缺陷，导致肾脏结构和功能长期变化。上述疾病通常为家族性疾病，可导致肾脏大小和形状异常，以及肾功能逐渐丧失。

第二节　冬虫夏草对肾脏疾病的辅助治疗作用

肾病是一个涵盖多种肾脏疾病的术语，通常被称为"沉默的杀手"，因为它的临床症状往往不明显，容易导致患者错过治疗的最佳时机。肾病的类型众多，包括肾小球疾病、糖尿病肾病、肾病综合征、高血压肾病、泌尿系统感染和肾功能不全等。其主要症状包括水肿、尿液颜色变化、尿量减少、高血压和双下肢水肿。肾脏的损伤还可能引起多个器官系统的损害，导致多器官功能受损，如图5-2所示。冬虫夏草被认为在改善肾脏纤维化、减缓细胞增殖速度、延缓肾脏损伤、提高免疫力、增强肾脏细胞活力和改善肾功能方面具有作用，它对于维护整体健康、预防疾病和提高生活质量具有重要作用。

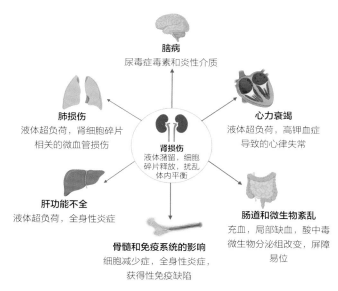

图5-2　肾病的系统性影响

一、肾小球硬化

肾小球硬化是慢性肾功能衰竭的主要病理表现之一，临床上患有肾小球硬化的患者均存在不同程度低白蛋白血症的情况，患者的免疫功能低下，极易引发感染，增加了合并症和死亡的发生概率。研究人员采用冬虫夏草水提液对肾小球硬化大鼠进行干预治疗，通过比较各组血浆白蛋白水平以及肝脏白蛋白含量，观察到冬虫夏草组大鼠尿蛋白排泄量降低，血浆白蛋白升高，肝脏白蛋白的信使核糖核酸（mRNA）表达增加（表5-1）。实验结果表明，冬虫夏草可显著减少尿蛋白，增加肝脏白蛋白的mRNA表达，有增加血浆白蛋白含量的作用，从而改善肾小球硬化大鼠的低白蛋白血症。

表5-1　大鼠生化指标比较

指标	周别	正常对照组	模型组	冬虫夏草组
肝脏白蛋白/（g/L）	4周	32.16 ± 1.21	26.36 ± 3.03**	29.24 ± 2.35*△
	9周	33.14 ± 2.14	24.54 ± 1.76**##	30.42 ± 0.67*△△#
血尿素氮/（mmol/L）	4周	9.57 ± 1.22	11.70 ± 2.11	11.42 ± 2.32
	9周	10.87 ± 0.69	25.40 ± 5.51**	20.17 ± 3.70**
肌酐/（μmol/L）	4周	46.67 ± 7.23	53.33 ± 10.52	51.33 ± 9.77
	9周	56.50 ± 2.88	80.17 ± 6.85**	68.83 ± 5.85**△

注：与正常对照组比较，*表示$P<0.05$，**表示$P<0.01$；与模型组比较，△表示$P<0.05$，△△表示$P<0.01$；与4周相比#表示$P<0.05$，##表示$P<0.01$。
资料来源：张宏等，2007。

刘丽秋等研究了冬虫夏草对进行性肾小球硬化大鼠模型的干预治疗的效果和作用机制。首先利用5/6肾切除制备进行性肾小球硬化模型，术后对大鼠进行冬虫夏草水提取液灌胃干预治疗。与肾小球硬化模型组相比，冬虫夏草组的大鼠尿蛋白排泄量明显减少（表5-2），此外冬虫夏草降低了肾小球硬化指数并减弱肾小球增生、肥大等肾脏病理表现。结果证实了冬虫夏草可有效减少5/6肾切除大鼠尿蛋白的排泄量，进而减轻肾小球硬化的进展，延缓肾功能衰退。

表5-2　大鼠24h尿蛋白定量比较　　　　　　　　　　　　　　　单位：mg

周别	正常对照组	模型组	冬虫夏草组
4周	10.20 ± 2.13	54.57 ± 5.92**	37.84 ± 6.48**##
9周	11.22 ± 1.66	102.24 ± 10.00**	84.36 ± 3.12**##

注：与正常对照组比较**表示$P<0.01$，与模型组比较##表示$P<0.01$。
资料来源：刘丽秋等，2005。

二、术后肾脏损伤

顺铂被广泛用于治疗多种恶性肿瘤并具有显著的治疗效果，但顺铂具有较高的副作用，如肾毒性、神经毒性、骨髓抑制等。其对肾的毒性是临床应用中的主要限制因素，肾损伤的发生率高达1/3。单娟萍等研究冬虫夏草对顺铂小鼠肾损伤的影响，与注射顺铂组的小鼠相比，采用冬虫夏草干预后小鼠血清血尿素氮（BUN）和血肌酐（Scr）水平下降（表5-3），肾小管间质损伤明显得到改善。该研究证明，冬虫夏草可有效改善小鼠的肾功能，减轻肾小管及间质损伤，其机制可能与冬虫夏草通过调节顺铂肾组织氧化应激及抑制炎症和细胞凋亡有关。

表5-3　冬虫夏草与顺铂对小鼠血尿素氮、血肌酐的影响　　　单位：mg/dL

组别	BUN	Scr
空白组	23 ± 2.5	0.48 ± 0.08
冬虫夏草组	23 ± 2.8	0.45 ± 0.09
顺铂组	$95 \pm 9.8^{\#\#}$	$1.25 \pm 0.25^{\#\#}$
冬虫夏草+顺铂组	$48 \pm 4.7^{\#\#}$	$0.7 \pm 0.10^{\#}$

注：与正常对照组比较，#表示$P<0.05$，##表示$P<0.01$；与模型对照组比较，☆表示$P<0.05$，☆☆表示$P<0.01$。
资料来源：单娟萍等，2019。

介入治疗已逐渐成为冠心病患者的主要治疗手段，而使用对比剂[1]频率的增加促使对比剂肾病的发生。许蔚等探讨冬虫夏草菌粉对糖尿病大鼠对比剂造成肾损伤的影响，比较对比剂肾病组和冬虫夏草干预组的肾功能相关指标，血标本检测结果显示与对比剂肾病组相比，冬虫夏草组小鼠血尿素氮和血肌酐含量降低（表5-4）；尿标本结果显示中性粒细胞明胶酶相关脂质运载蛋白（判断急性肾损伤的生物学标志之一）和肾损伤因子含量均下降，表明冬虫夏草具有改善对比剂对肾脏损伤的效果。

表5-4　糖尿病大鼠肾功能指标比较

组别	BUN/（mmol/L）	Scr/（μmol/L）	NGAL/（pg/mL）	KIM-1/（pg/mL）
N组	6.93 ± 0.77	69.04 ± 3.04	200.72 ± 21.10	34.02 ± 6.54

---

[1]　对比剂：又称为造影剂，是介入放射学常用的药物之一，是为了增强影响效果而注入（或服用）人体组织或器官的化学制品。——编者注

续表

组别	BUN/（mmol/L）	Scr/（μmol/L）	NGAL/（pg/mL）	KIM-1/（pg/mL）
M组	32.52 ± 3.94**	111.00 ± 17.36**	332.04 ± 32.46**	51.04 ± 5.27**
P组	27.32 ± 3.78*&	83.27 ± 4.24&	229.56 ± 38.46&&	43.75 ± 3.70*&
C组	20.90 ± 4.01*&&	71.91 ± 7.94&&	216.45 ± 23.30&&	39.68 ± 4.12&&

注：BUN：血尿素氮；Scr：血肌酐；NGAL：中性粒细胞明胶酶相关脂质运载蛋白；KIM-1：肾损伤因子-1。

　　N组：对照组；M组：对比剂肾病组；P组：普罗布考干预组；C组：冬虫夏草干预组。

　　与N组比较，*表示$P<0.05$，**表示$P<0.01$；与M组比较，&表示$P<0.05$，&&表示$P<0.01$。

资料来源：许蔚等，2018。

　　他克莫司（TAC）作为一种强有力的免疫抑制剂，广泛应用于脏器移植、自身免疫性疾病、结缔组织病、难治性肾病综合征的治疗。然而，TAC的使用常常受到其毒副作用的限制，如肾毒性和移植术后新发糖尿病。为了探索冬虫夏草（CS）是否能够减轻TAC引起的肾脏损伤，张隆业等研究人员使用TAC诱导的大鼠糖尿病肾病（DN）动物模型进行实验。在该实验中，在大鼠皮下注射橄榄油作为正常对照组，注射TAC建立TAC肾毒性模型16只并在其中随机选8只大鼠灌胃给予冬虫夏草治疗4周，检测大鼠的肾功能如血肌酐、血尿素氮等指标，以及使用免疫组化和免疫印迹法检测炎性介质、致纤因子和细胞凋亡相关基因的表达。冬虫夏草对生化参数的影响结果显示（表5-5），在TAC组的大鼠中观察到体重下降、肾功能低下（血肌酐和血尿素氮升高）、24h尿蛋白排泄率（UAER）增加的现象。然而，在经过冬虫夏草治疗后，体重下降、肾功能低下和尿蛋白排泄率增加的现象得到了一定的阻滞。

表5-5　冬虫夏草对生化指标的影响（$n=8$）

组别	ΔBW/g	UAER/（mL/d）	Scr/（mg/dL）	BUN/（mg/dL）	SBP/mmHg	TAC/（ng/mL）
VH组	82 ± 5	0.4 ± 0.01	0.30 ± 0.06	12.0 ± 3.0	120 ± 11	—
VH+CS组	90 ± 14	0.3 ± 0.04	0.33 ± 0.01	9.0 ± 1.3	119 ± 10	—
TAC组	53 ± 5[1]	1.2 ± 0.05[1]	0.70 ± 0.05[1]	46.2 ± 5.1[1]	120 ± 15	10.1 ± 1.8
TAC+CS组	70 ± 4[2]	0.5 ± 0.02[2]	0.45 ± 0.01[2]	30.4 ± 3.5[2]	118 ± 10	11.0 ± 1.6

注：ΔBW：体重增加量；UAER：24h尿蛋白排泄率；SBP：收缩压。

　　[1]n：样本量；与VH组比较：（$P<0.05$）。

　　[2]与TAC组比较：（$P<0.05$）。

　　VH组：正常大鼠皮下注射橄榄油。

　　VH+CS 组：正常大鼠皮下注射橄榄油，灌胃冬虫夏草。

　　TAC 组：正常大鼠皮下注射他克莫司。

　　TAC+CS 组：正常大鼠皮下注射他克莫司，灌胃冬虫夏草。

资料来源：张隆业等，2019。

　　肾小管间质炎症反应在TAC慢性肾毒性中起着关键作用，因为炎症在纤维化之前发生。研究结果显示，经过TAC治疗4周后，观察到肾小管间质炎症的发生，表现为炎性介质MCP-1和IL-17的表达增加，肾小管间质中出现大量ED-1阳性细胞浸润[（23.1±2.5）% vs（0.5±0.06）%，$P<0.05$]，如图5-3（1）所示。然而，在冬虫夏草治疗下，MCP-1和IL-17的表达被下调，如图5-3（2）所示，这表明冬虫夏草对TAC慢性肾毒性具有抗炎作用。

　　在TAC慢性肾毒性中，带状间质纤维化（TIF）是一种特征性的病理变化，尤其在TAC组的肾组织中表现明显，病理变化伴随着转化生长因子β（TGF-β1）及其诱导基因βig-h3的高表达，如图5-4（1）所示，这是TAC组与正常对照组（VH组）之间的显著差异。然而，在冬虫夏草治疗下，TGF-β1和βig-h3的表达显著下调，如图5-4（2）所示，这表明冬虫夏草能够改善TIF程度。

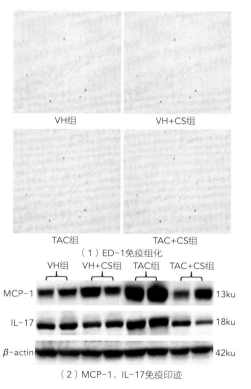

图5-3　冬虫夏草对肾小管间质炎症反应的治疗效果

注：β-actin：β-肌动蛋白。
资料来源：张隆业等，2019。

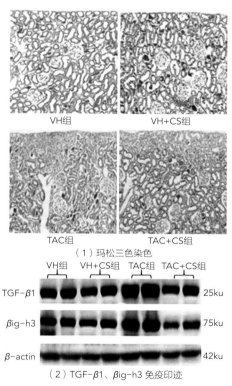

图5-4　冬虫夏草对肾小管间质纤维化的治疗效果

资料来源：张隆业等，2019。

以上结果表明，冬虫夏草对TAC诱导的肾脏损伤具有抗炎、抗纤维化等保护作用，能够减轻肾损伤。

三、肾纤维化

肾纤维化是多种慢性肾脏疾病进展至终末期肾脏病的主要路径之一，其核心机制是细胞外基质（ECM）在肾脏中过度沉积。在治疗肾脏疾病过程中，减缓和阻止肾纤维化的发展起着至关重要的作用。近年来，许多临床经验表明冬虫夏草对于延缓多种慢性肾脏疾病的进展具有积极的效果。岳会敏等的研究结果表明，冬虫夏草菌丝体提取物对盲肠穿孔结扎（CLP）小鼠的肾脏纤维化程度具有明显的影响。该提取物能够降低炎性因子的表达水平，减轻炎症反应，并抑制纤维化因子的产生。该研究团队利用CLP小鼠模型，研究了冬虫夏草菌丝体（*Hirsutella sinensis mycelium*，HSM)提取物对CLP小鼠肾脏纤维化程度的影响。实验中，冬虫夏草菌丝体组（HSM，$n=$11）在手术前2h和手术后连续10d内给予HSM提取物，剂量为200mg/kg（bw），而假手术组（sham，$n=5$）和模型组（CLP，$n=11$）分别接受等量的生理盐水作为对照。该研究检测了肾脏组织中炎性因子TNF-α和IL-1β以及纤维化因子TGF-β1、TIMP1和MMP9的表达水平，同时对肾脏组织切片进行了HE染色，并进行了α-平滑肌肌动蛋白（α-SMA）和纤连蛋白（fibronectin）的免疫组化染色。

在研究中，对于冬虫夏草菌丝体对肾脏炎性反应的影响，结果显示与假手术组相比，CLP组小鼠的肾脏中重要的炎性因子IL-1β和TNF-α的mRNA表达显著增加。而在冬虫夏草菌丝体治疗组，IL-1β和TNF-α的mRNA表达与CLP组相比明显降低，如图5-5（1）所示。此外，肾组织的HE染色结果显示，CLP组小鼠的肾小管和间质出现炎性细胞浸润、系膜基质增生以及血管充血等变化。然而，在给予冬虫夏草菌丝体提取物治疗后，上述症状得到了缓解，如图5-5（2）所示。这些结果表明冬虫夏草菌丝体可以改善小鼠肾脏的炎性病变。

关于冬虫夏草菌丝体对肾脏纤维化分子表达的影响，研究结果显示，在CLP组小鼠中，肾脏中TGF-β1、MMP9和TIMP1的mRNA表达显著上调，提示CLP组小鼠的肾脏可能存在纤维化病变。然而，在经过冬虫夏草菌丝体治疗后，HSM治疗组小鼠肾脏中TGF-β1、MMP9和TIMP1的表达与CLP组相比均下降，如图5-6（1）所示，提示小鼠肾脏中胶原基质（ECM）的合成和降解失衡得到了控制，肾脏纤维化病变可能得到了改善。此外，sham组小鼠的肾小管、肾小球及间质中罕见出现α-SMA和

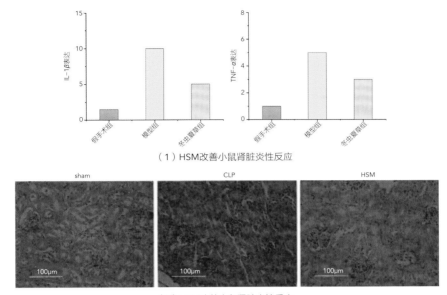

（1）HSM改善小鼠肾脏炎性反应

（2）HSM改善小鼠肾脏炎性反应

图5-5 HSM对肾脏炎症的影响

资料来源：岳会敏等，2016。

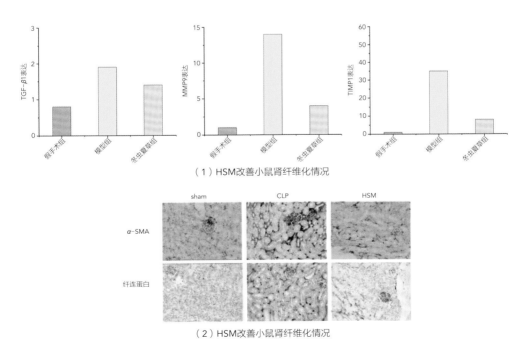

（1）HSM改善小鼠肾纤维化情况

（2）HSM改善小鼠肾纤维化情况

图5-6 HSM对小鼠肾纤维化的影响

资料来源：岳会敏等，2016。

纤连蛋白的表达，而CLP模型组小鼠的肾小球、肾小管及间质中均有大量α-SMA和纤连蛋白的表达，然而，在经过冬虫夏草菌丝体提取物治疗后，肾小球、肾小管及间质中这两种蛋白的表达明显减少，如图5-6（2）所示。

第三节　小结

　　本章深入探讨了肾病的发病机制和疾病分型，冬虫夏草在预防和治疗肾病方面的潜在功效。肾病的发病机制复杂，涉及免疫反应、代谢紊乱、血管病变、感染等多个方面，这些因素共同作用于肾脏，导致肾脏结构和功能的损害。肾病的分型多样，包括急性肾损伤、慢性肾脏病、肾小球疾病、肾小管-间质性疾病、肾血管疾病、遗传性肾病等，每种类型的治疗策略都需针对其特定的病理特征和临床表现进行。在探讨冬虫夏草对肾脏的保护作用时，多项研究表明冬虫夏草在以下几个方面具有显著效果：

　　（1）防治肾小球硬化　冬虫夏草能够减少尿蛋白排泄，提高血浆白蛋白水平，从而改善肾小球硬化症状。

　　（2）减轻肾脏损伤，冬虫夏草能有效改善因顺铂等药物引起的肾脏损伤，降低血清中的BUN和Scr水平，减轻肾小管及间质损伤。

　　（3）抑制肾纤维化，冬虫夏草通过降低炎性因子和纤维化因子的表达，控制肾脏中胶原基质合成和降解的失衡，从而抑制肾纤维化的进程。

　　综上所述，冬虫夏草在维护肾脏健康方面展现出多方面的潜在益处，包括改善肾小球硬化、减轻药物引起的肾脏损伤以及抑制肾纤维化等。这些发现为冬虫夏草在肾病治疗中的应用提供了科学依据，同时也为传统中药在现代医学中的应用开辟了新的可能性。

参考文献

［1］　高巧营，赵凯. 冬虫夏草对糖尿病对比剂肾病大鼠肾细胞中线粒体凋亡途径的影响［J］. 中国中医基础医学杂志，2019，25（8）：1059-1062，1069.

［2］　刘乃琴，邵卉，赵香芳，等. 冬虫夏草肾保护的分子生物学机制研究进展［J］. 医学综述，2014（1）：123-126.

［3］　刘丽秋，马瑞霞，王艳，等. 冬虫夏草干预肾小球硬化进展的实验研究［J］. 山东中医杂志，2005（11）：679-682.

［4］　马佳颖，杨小慧，彭苗，等. 冬虫夏草治疗糖尿病肾病的药理机制研究进展［J/OL］. 辽宁中医药大学学报，2024，26（6）：151-156.

［5］　单娟萍，官继超，董志超，等. 冬虫夏草通过抗氧化抗炎抑制细胞凋亡改善顺铂肾损伤［J］. 中国中西医结合肾病杂志，2019，20（6）：474-477，565.

［6］　王婷，何燕铭，傅晓东，等. 补虚类中药治疗糖尿病肾病的药理机制研究［J］. 西部中医药，2023，36（10）：167-172.

［7］　许蔚，赵凯，高巧营，等. 冬虫夏草菌粉对糖尿病大鼠对比剂肾损伤的影响［J］. 中国实验诊断学，2018，22（12）：2136-2140.

［8］　岳会敏，刘飞，李范林，等. 冬虫夏草菌丝体提取物调控免疫改善肾纤维化的实验研究［J］. 中国免疫学杂志，2016，32（3）：354-357.

［9］　张宏，刘丽秋. 冬虫夏草对肾小球硬化大鼠肝脏白蛋白及胰岛素样生长因子-Ⅰ基因表达的影响［J］. 中国实验诊断学杂志，2007，11（1）：68-72.

［10］张隆业，金健，金吉哲，等. 虫草提取物CS-4对他克莫司所致大鼠胰腺和肾脏损伤的保护［J］. 中国老年学杂志，2019，39（2）：361-367.

第六章

冬虫夏草的益肺功效

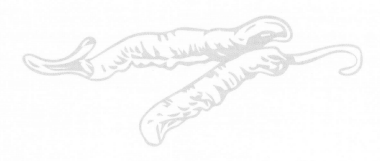

第一节 肺病的发生机制与疾病分型

引起肺病发生的机制有很多种，主要有炎症反应、感染、氧化应激、免疫调节异常、遗传因素、机械应力损伤和肺血管疾病等（图6-1）。

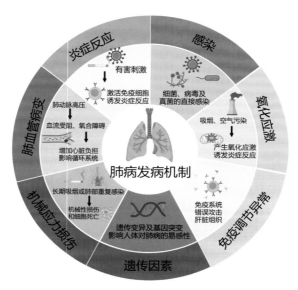

图6-1 肺病发病机制

一、肺病的发生机制

（1）炎症反应 炎症是许多肺病，如慢性阻塞性肺病（COPD）、哮喘和间质性肺病的核心机制。炎症过程通常开始于有害刺激（如烟草烟雾、空气污染物或病原体）激活肺部的免疫细胞，如巨噬细胞和淋巴细胞。这些细胞释放炎症介质（如细胞因子和化学因子），引起肺组织损伤和修复过程，长期可能导致纤维化和肺功能损害。

（2）感染 细菌、病毒和真菌等微生物可直接感染肺部，引发肺炎、结核或其他感染性肺病。这些病原体可以破坏肺泡和气道细胞，激发免疫系统反应，导致炎症和组织损伤。

（3）氧化应激 氧化应激由自由基和活性氧物质（ROS）过量产生引起，常见于吸烟、空气污染和某些肺病中。氧化应激可损伤细胞膜、蛋白质和DNA，触发炎症反应，促进肺病的发展。

（4）免疫调节异常　某些肺病，如特发性肺纤维化和与结缔组织疾病相关的肺病，涉及免疫系统对肺组织的错误攻击。这种自身免疫过程导致持续的炎症和组织损害。

（5）遗传因素　遗传变异和基因突变可影响个体对肺病的易感性，如囊性纤维化和遗传性肺纤维化。这些遗传因素可能影响肺部的发育、免疫反应和细胞修复机制。

（6）机械应力损伤　长期吸烟、吸入有害物质或重复的肺部感染可以导致机械性损伤和细胞死亡，加速肺组织的退化过程。

（7）肺血管病变　如肺动脉高压，涉及血管结构和功能的变化，导致血流受阻和氧合障碍。这些变化可增加心脏负担，并影响整个循环系统。

二、肺病的疾病分型

常见肺病分型包括（图6-2）:

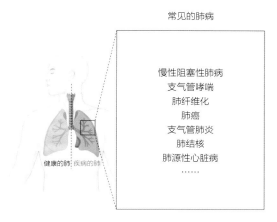

常见的肺病

慢性阻塞性肺病
支气管哮喘
肺纤维化
肺癌
支气管肺炎
肺结核
肺源性心脏病
……

健康的肺　疾病的肺

图6-2　常见肺病分型

（一）感染性肺病

常由细菌、病毒、真菌和寄生虫引起。如肺炎由多种微生物引发，导致肺泡填充炎症性渗出物，妨碍气体交换。肺结核是结核杆菌导致的严重感染，形成结核病灶和坏死性肉芽肿。

（二）阻塞性肺疾病

如COPD和哮喘。COPD多因吸烟和长期暴露于有害气体或颗粒物而起，引发气道炎症、气道狭窄和肺气肿。哮喘由气道高反应性引起，导致气道炎症和狭窄，引发反复的气喘和呼吸困难。

（三）间质性肺疾病

影响肺间质，使肺组织变硬和纤维化。可能由长期暴露于有害物质（如石棉）、自身免疫疾病（如结缔组织疾病）或药物反应引起。间质性肺病的纤维化过程减弱了肺的扩张能力和气体交换效率。

（四）肺血管疾病

如肺动脉高压，由肺动脉内压力持续升高引起，可能源于心脏疾病、肺部疾病或血管结构异常。肺动脉高压会加重心脏负担，引发心脏功能恶化。

（五）肺癌

吸烟是主要风险因素，但非吸烟者亦有发病风险。肺癌发展涉及肺细胞DNA的突变和遗传变异，驱动正常细胞向癌细胞转变。癌细胞的无控制增长和侵袭性扩散破坏肺组织，损害其功能。

（六）职业性肺病

如硅肺、石棉肺等，均由于长期吸入工业粉尘或化学物质引起。这些物质在肺部积累，引发慢性炎症反应和纤维化，损害肺功能。

（七）遗传性肺病

如囊性纤维化，由特定基因突变引起，影响肺部和其他器官的黏液分泌，导致呼吸道阻塞和感染。

第二节　冬虫夏草对肺脏疾病的辅助治疗作用

一、慢性阻塞性肺病

从中医角度看，慢阻肺归类于咳嗽、肺胀、喘病等，认为是由外邪侵袭肺脏，初期治疗不当导致邪气残留，使得体内痰、瘀等病理产物积聚，损害正气，并导致其他脏器虚损，从而降低了机体的抗外邪能力。中医认为，慢阻肺的整体病机为"本虚标实"，老年COPD患者主要表现为虚证。现代医学研究表明，老年慢阻肺主要与肺肾两虚有关，且常见痰瘀共存。中西医结合治疗，特别是通过肺肾同补配合西医治疗，能有效改善患者的症状和通气功能。

冬虫夏草，一种具有药用价值的真菌，其制剂被发现能改善COPD患者的呼吸功能，优于单独的西医治疗。肺功能检查是确诊慢阻肺的关键工具，有助于评估患者的呼吸功能状态和损伤程度。周秋彤选取2019年1月—2020年12月于山东中医药大学附属医院老年医学科和肺病科就诊的符合诊断和纳入标准的COPD稳定期患者60例。随机分为试验组与对照组，每组各30例。两组基础治疗方案根据病情需要选择西医常规治疗，试验组在西医常规治疗基础上加用冬虫夏草制剂，两组患者规律用药24周后，观察并对比疗效及相关指标。表6-1是肺活量（FEV1）的统计分析表，主要比较了试验组和对照组在治疗前后的FEV1值。从表格中可以看出试验组治疗前的FEV1值为（1.43±0.59）g/L，治疗后为（1.73±0.54）g/L，治疗前后FEV1有显著性差异。对照组治疗前的FEV1值为（1.40±0.44）g/L，治疗后为（1.46±0.44）g/L，治疗前后FEV1没有显著性差异。表6-2是关于用力肺活量（FVC）的统计表，主要描述了两组治疗前后的FVC变化。从表格中可以看出，试验组治疗前FVC为（2.46±0.60）g/L，治疗后为（2.52±0.54）g/L，对照组治疗前FVC为（2.52±0.53）g/L，治疗后为（2.71±0.53）g/L。

表6-1 治疗前后肺活量（FEV1）比较 　　　　　　　　　　　　单位：g/L

组别	FEV1/L	
	治疗前	治疗后
试验组	1.43±0.59	1.73±0.54
对照组	1.40±0.44	1.46±0.44

资料来源：周秋彤，2021。

表6-2 治疗前后用力肺活量（FVC）比较 　　　　　　　　　　　单位：g/L

组别	FVC/L	
	治疗前	治疗后
试验组	2.46±0.60	2.52±0.54
对照组	2.52±0.53	2.71±0.53

资料来源：周秋彤，2021。

本研究结果显示，在治疗后，FEV1和FVC在两组患者中均有所提高，且试验组的FEV1/FVC提高更为明显。

通过冬虫夏草制剂与常规西医治疗相结合的临床疗效研究，可以明确冬虫夏草制剂在慢阻肺治疗中的效用及其对患者免疫功能和肺功能的影响，从而促进中医药治疗方法的推广和发展。这为COPD患者提供了中医药治疗的选项，有助于减少常规西医治疗的副作用，延缓疾病的进展，稳定症状，同时提高患者的生活质量。

二、支气管哮喘

中医治疗哮喘具有一定的优势，能够减少患者对激素的依赖、降低急性发作频次，并改善生活质量。中医将支气管哮喘归于"哮病""喘证"范畴，肺和肾在中医理论中生理相依、病理相影响。肺属金，肾属水，肺为肾之母，相互资助、金水相生，通过肺肾相连的经脉，共同维持生命活动的正常进行。临床研究表明，通过补益肺肾可以有效改善哮喘患者的咳嗽、痰多、气喘等症状。王宁群等将2004年1月至2004年9月北京中医药大学东方医院和东直门医院呼吸科门诊和特需门诊就诊的支气管哮喘患者随机分为治疗组与对照组各30例。治疗组在西药正规治疗的基础上加用补益肺肾的药物冬虫夏草软胶囊，服用方法为5粒，饭后口服，疗程2个月，治疗期间不服用其他中药制剂。表6-3为治疗前后人体指标变化的血清学指标。从左到右，列出了不同的血清学指标（如IgG、IgE、sICAM-1等），以及它们在治疗前后的浓度变化。每个血清学指标都有两组数据，一组表示治疗前的浓度，另一组表示治疗后的浓度。

冬虫夏草性质平和，味道甘甜，主归肺肾经。它具有补肾益肺、止血化痰的效用，适用于治疗肾阳不足、长期咳嗽虚喘，以及劳嗽痰血等症。因其平补肺肾的特性，冬虫夏草被视为调理肺肾的上佳选择。

表6-3　两组患者治疗前后血清学指标比较（n=30）

指标	治疗组		对照组	
	治疗前	治疗后	治疗前	治疗后
IgG/（mg/mL）	42.49 ± 21.19	52.28 ± 23.62[2]	49.85 ± 22.96	66.94 ± 41.74
IgE/（ng/mL）	37.56 ± 27.30	27.01 ± 8.28[1][4]	27.01 ± 20.61	36.84 ± 28.73
sICAM-1/（ng/mL）	370.10 ± 230.53	282.20 ± 111.35[1]	277.96 ± 96.29	340.19 ± 104.58
IL-4/（pg/mL）	71.35 ± 35.55	48.53 ± 18.67[2][3]	62.50 ± 32.63	70.84 ± 45.13
IFN-γ/（pg/mL）	9.09 ± 2.97	9.47 ± 2.53	8.71 ± 2.40	8.13 ± 2.72
MMP-9/（ng/mL）	603.6 ± 216.91	417.17 ± 196.62[1][4]	473.99 ± 239.67	517.78 ± 223.11

注：n：病例数；与本组治疗前比较，①表示$P<0.05$，②表示$P<0.01$；与对照组治疗后比较，③表示$P<0.05$，④表示$P<0.01$。
资料来源：王宁群等，2007。

三、肺纤维化

中医将肺纤维化视为与痰饮、瘀血、热毒阻滞肺络相关，通常归类为"肺痿"，治疗常采用化痰祛瘀、清热解毒、益气活血、养阴润肺、补肺益肾等。中医药治疗不仅基于数千年的理论和临床经验，现代药理研究也证实中药能通过干预相关的细胞信号通路防治肺纤维化，许多中药显示出抗纤维化的活性。研究显示，发酵冬虫夏草菌粉能有效改善患者的中医证候，缓解肺纤维化。周思琪将符合拟订的病例纳入标准的60例患者随机分成实验组和对照组，每组30例。两组患者均采用基础对症治疗，实验组在对症治疗基础上另予冬虫夏草胶囊治疗，口服，一次6粒，一日3次，3个月后对结果进行统计分析。表6-4展示了不同组别在临床控制、显效、有效、无效和总有效率方面的数据。实验组的临床控制率为0%，显效率为1%，有效率为17%，无效率为12%，总有效率为60%。而对照组的临床控制率为0%，显效率为0%，有效率为0%，无效率为30%，总有效率为0%。从数据可以推出，实验组的疗效显著优于对照组。

表6-4　中医证候疗效分析

组别	例数/例	临床控制/例	显效/例	有效/例	无效/例	有效率/%	χ^2	P
实验组	30	0	1	17	12	60.00	28.991	0.000
对照组	30	0	0	0	30	0.00		

资料来源：周思琪，2022。

四、其他

在治疗肺癌的化疗过程中，彭海鹰、郝琳等将40例失去手术机会的老年肺癌患者采用随机分组的方法分为冬虫夏草实验组与常规化疗组，两组化疗均根据不同的病理类型，采用京津地区联合化疗方案，并根据患者体表面积计算化疗药用量。化疗过程中的辅助用药相同，如口服胃复安、苯海拉明、强的松及间断静脉输入枢复宁及氟美松，若出现骨髓抑制倾向则常规加用口服肌苷、利血生、氨肽素等，若骨髓抑制明显则酌情皮下注射G-CSF（粒细胞集落刺激因子），并同时给予抗生素以预防感染。实验组在化疗的前3d开始服用冬虫夏草胶囊，每日4.5g，分3次服用，直至观察结束。结果发现，在化疗后骨髓抑制最明显时，实验组血白细胞（WBC）平均最低达3.78×10^9/L，对照组为2.33×10^9/L；实验组血血小板（PLT）平均最低达198×10^9/L，对照组176×10^9/L。实验组化疗后的骨髓抑制较对照组轻，而粒细胞集落刺激因子（G-CSF）的用量明显少于对照组（$P<0.05$）（表6-6），说明冬虫夏草有减轻化疗药对骨髓的抑制作用，并有辅助升高血WBC及血PLT功能。从表6-5中可见，经本组自身比较，实验组化疗前后的乏力症状有显著性差异（$P<0.05$），而对照组化疗前后的乏力症状具有非常显著性差异（$P<0.01$）；两组化疗前后自身对比，胃肠道反应均有非常显著性差异（$P<0.01$）。从表6-5中也可见经组间对比，化疗后实验组乏力症状较对照组明显减轻，有显著性差异（$P<0.05$）。而两组在化疗后的胃肠道反应方面无显著性差异（$P>0.05$），说明冬虫夏草可有效地缓解化疗后的乏力症状，但对胃肠道反应作用不明显。在表6-6中还可见到化疗后实验组中有1例合并上呼吸道感染，而对照组中有4例合并上呼吸道感染1例肺感染，两组虽经统计学处理无显著性差异（P＞0.05）。但仍可看到化疗后对照组有比实验组呼吸道感染增多的倾向，说明冬虫夏草有提高人体免疫功能，保护呼吸系统的作用。

表6-5　化疗前后自觉症状比较

组别	化疗前				化疗后			
	乏力症状		胃肠道反应		乏力症状		胃肠道反应	
	评分/分	平均	评分/分	平均	评分/分	平均	评分/分	平均
实验组（n=20）	16	0.8	9	0.45	29	1.45	25	1.25
对照组（n=20）	18	0.9	10	0.5	52	2.6	27	1.35

注：分级对应的评分：一级（＋）记为1分。
　　乏力症状分级：（＋）稍感乏力，不影响日常活动；（＋＋）活动后乏力较明显；（＋＋＋）乏力明显，气短懒言；（＋＋＋＋）乏力严重，喜卧床，精神差。
　　胃肠道反应分级：（＋）纳呆；（＋＋）纳呆伴轻度恶心；（＋＋＋）恶心明显，不能进食；（＋＋＋＋）恶心伴呕吐。
资料来源：彭海鹰，1999。

表6-6　化疗后主要副作用比较及粒细胞集落刺激因子（G-CSF）用量比较

组别	G-CFS/支		乏力症状/分		胃肠道反应/分		呼吸道感染/例
	总计	平均	总计	平均	总计	平均	
实验组（n=20）	16	0.8	29	1.45	25	1.25	1
对照组（n=20）	18	0.9	52	2.6	27	1.35	5
P		＜0.25		＜0.05		＞0.05	＞0.05

资料来源：彭海鹰，1999。

支气管肺炎通常发生在中老年人群中，是由于气管和支气管黏膜及其周围组织的慢性非特异性炎症，常因病毒和细菌的反复感染而形成。临床上，患者常表现为长期咳嗽、多痰或伴有喘息，对劳动能力有严重影响。郑星宇等共收集80例患者，排除患有肺结核哮喘、肺肿瘤和其他脏器严重感染病变，随机分为三组。冬虫夏草汤剂治疗组（简称汤剂组）30例，年龄60～75岁，平均65岁；冬虫夏草粉剂治疗组（简称粉剂组）26例，年龄60～76岁，平均65岁；左旋咪唑对照组（简称对照组）24例，年龄60～74岁，平均66岁。汤剂组冬虫夏草每周炖服2次，10g/次；粉剂组将冬虫草研粉装入胶囊，每粒含生药0.1g，2次/次，1.5g/次；对照组服用左旋咪唑，每周服药2d后，停药5d，150mg/d，分3次服用。三组均以2个月为一疗程。治疗前后三组患者均检查免疫指标IgG、IgA、IgM、C_3以作对比。结果（表6-7）发现无论是粉剂还是汤剂，均能显著提高老年患者的免疫指标。冬虫夏草复方及传统经验方能显著增强患者的机体防御能力和免疫功能，预防呼吸道炎症，为一种防治结合、标本兼顾的理想疗法。

表6-7　三组治疗前后免疫指标比较　　　　　　　　　　　　单位：g/L

组别	阶段	IgG	IgA	IgM	C_3
汤剂组（n=30）	疗前	9.59 ± 0.96	2.35 ± 0.80	1.30 ± 0.33	0.75 ± 0.30
	疗后	14.11 ± 0.92*	4.75 ± 0.91**	2.60 ± 0.20**	1.49 ± 0.31**
粉剂组（n=26）	疗前	9.41 ± 0.91	2.22 ± 0.79	1.50 ± 0.41	0.78 ± 0.36
	疗后	13.77 ± 1.00*	4.57 ± 0.86**	2.70 ± 0.50*	1.47 ± 0.32**
对照组（n=24）	疗前	9.10 ± 1.10	2.41 ± 0.77	1.40 ± 0.33	0.74 ± 0.35
	疗后	12.50 ± 1.20*	3.09 ± 0.76*	1.90 ± 0.40*	1.14 ± 0.29*

注：与疗前比较，*表示$P<0.05$，**表示$P<0.01$。
资料来源：郑星宇，1999。

中医将肺结核归于"肺痨"，认为其病因包括痨虫感染和正气虚弱。因此，治疗重点在于杀虫治痨和补虚培元，增强正气。实践中，抗痨药物与冬虫夏草或其复方（如利肺片、虫草抗痨胶囊）辅助治疗能有效杀灭体内结核菌，改善痰菌阴性转换，促进肺部病灶吸收，提高治愈率，增强患者对化疗药物的耐受力和免疫调节能力，减轻药物的毒副作用。

肺源性心脏病，简称肺心病，由支气管-肺组织、胸廓或肺血管病变引起的肺血管阻力增加，导致肺动脉高压，进而引发右心室结构和（或）功能变化。该病分为急性和慢性两种，其中慢性肺心病在临床上更为常见，尤其是在老年人中。该病治疗越来越注重缓解期的防治，采用中西医结合的综合治疗方法。

总体来看，许多常见的重要呼吸道疾病与炎症密切相关，呼吸道病毒或外部刺激物容易触发呼吸系统的炎症反应。过度的炎症反应和失衡的抗炎/促炎效应是导致呼吸道疾病恶化的重要因素。呼吸系统疾病通常因机体对病毒、微生物、颗粒等外源刺激物的炎症反应而发病，表现为肺部促炎介质的高表达和炎症细胞的浸润，甚至炎性渗出。

冬虫夏草及其复方能通过以下机制发挥抗炎作用：①抑制免疫细胞功能，如冬虫夏草水提物能显著减少脂多糖（LPS）和香烟引发的急性肺损伤小鼠肺泡灌洗液中的白细胞或中性粒细胞数量；冬虫夏草复方也能显著减少哮喘豚鼠支气管肺泡灌洗液（BALF）中的嗜酸性粒细胞数量。②抑制细胞炎症因子表达，冬虫夏草水提取物能显著抑制由病毒或细胞诱导的炎症因子如TNF-α、IL-6、CXCL8/IL-8、CXCL10/IP-10和CCL5/RANTES mRNA表达的增加。张晓斌等、郭之强等、Chen等的研究也证实冬虫夏草粉能抑制炎症因子的表达。③调节胞内识别受体的表达，蒋珍凤等通过冬虫夏草水煎剂喂食实验发现，冬虫夏草水煎剂能提高哮喘模型大鼠肺组织中NOD1和NOD2等模式识别受体的表达水平。

第三节 小结

肺病的发生机制涉及炎症反应、感染、氧化应激、免疫调节异常、遗传因素、机械应力损伤和肺血管病变等多个方面。这些因素相互作用，导致肺部组织损伤、功能下降和疾病发生，如COPD、哮喘、间质性肺病、肺动脉高压、肺癌、职业性肺病和遗传性肺病等。

冬虫夏草作为一种传统中药材，在益肺方面具有显著功效。它能够通过抗炎、抑制炎症因子表达、调节免疫细胞功能等机制，对多种肺部疾病产生积极影响。临床研究表明，冬虫夏草及其制剂能改善COPD患者的呼吸功能，减轻支气管哮喘症状，缓解肺纤维化，提高肺癌患者化疗后的免疫功能，增强慢性支气管炎患者的机体防御能力。此外，冬虫夏草还能减轻肺结核患者的化疗副作用，提高肺心病患者的生活质量。这些研究均表明，冬虫夏草在呼吸系统疾病的预防和治疗中具有重要价值，有助于提高患者的生活质量和生存率。

参考文献

[1] Chen M L，Cheung F W K，Chan M H，et al. Protective roles of *Cordyceps* on lung fibrosis in cellular and rat models [J]. Journal of Ethnopharmacology，2012，143（2）：448-454.

[2] Chiou Y L，Lin C Y. The extract of *Cordyceps sinensis* inhibited airway inflammation by blocking NF-κB activity [J]. Inflammation，2012，35（3）：985-993.

［3］ Christopher J L M. Global burden of 369 diseases and injuries in 204 countries and territories,1990-2019：A systematic analysis for the Global Burden of Disease Study 2019. ［J］. Viewpoint Lancet，2020，396（10258）：1204-1222 .

［4］ Feng K,Wang L,Liao D,et al. Potential molecular mechanisms for fruiting body formation of *Cordyceps* illustrated in the case of *Cordyceps sinensis* ［J］. Mycology，2017，8（4）：231-258.

［5］ Fu S Q，Lu W N，Yu W Q，et al. Protective effect of *Cordyceps sinensis* extract on lipopolysaccharide induced acute lung injury in mice ［J］. Bioscience Reports，2019，39（6）：BSR20190789.

［6］ Huang K，Yang T，Xu J，et al. Prevalence，risk factors，and management of asthma in China：A national cross-sectional study ［J］. Lancet，2019，394（10196）：407-418.

［7］ Huo X W，Liu C Q，Bai X L，et al. Aqueous extract of *Cordyceps sinensis* potentiates the antitumor effect of DDP and attenuates therapy-associated toxicity in non-small cell lung cancer via I kappa B alpha/NF-κB and AKT/MMP2/MMP9 pathways ［J］. RSC Advances，2017，7（60）：37743-37754.

［8］ Liu Q Z，Zhang W，Cui H F，et al. Study on effect of *Cordyceps sinensis* on early-stage silicotic pulmonary fibrosis in rabbits ［J］. Chinese Journal of Industrial Hygiene and Occupational Diseases，2014，32（7）：530-532.

［9］ 安青. 补精解毒方治疗中晚期非小细胞肺癌86例临床观察 ［J］. 中医药导报，2012（4）：26-27.

［10］ 曹新新，宋嘉懿，王强. 中医药分期防治支气管哮喘临床研究进展 ［J］. 中国民间疗法，2022，30（12）：103-106.

［11］ 蔡宏伟，李润峰，许玲华，等. 鲜冬虫夏草水提物抗不同致病因子致肺部炎症的药效评价 ［J］. 时珍国医国药，2018，29（2）：294-298.

［12］ 陈雪林，石芸，马亮亮，等. 利肺片联合化疗治疗老年初治肺结核疗效观察 ［J］. 中华中医药杂志，2015，30（8）：3037-3039.

［13］ 陈亚红. 2020年GOLD慢性阻塞性肺疾病诊断、治疗及预防全球策略解读 ［J］. 中国医学前沿杂志（电子版），2019，11（12）：32-50.

［14］ 丁兆生，陈啸，张嘉玮，等. 老年慢性阻塞性肺疾病康复治疗的综合评估 ［J］. 实用临床医药杂志，2020，24（24）：61-63.

［15］ 董梅，王文东，张念志. 参七虫草胶囊对肺纤维化大鼠IFN-γ及IL-4含量的影响 ［J］. 广西中医药，2013（3）：67-69.

［16］ 郭之强，颜春松. 冬虫夏草及地塞米松对SD大鼠急性支气管哮喘肺组织AQP1表达的影

响 [J]. 山东医药，2011，51（21）：23-25.

[17] 国家药典委员会. 中华人民共和国药典（一部）[M]. 北京：中国医药科技出版社，2015.

[18] 黄少君，傅汝梅. 培土生金方对慢性阻塞性肺疾病稳定期患者气道重塑机制的观察 [J]. 中国实验方剂学杂志，2018，24（1）：174-179.

[19] 蒋珍凤，罗冬娇，童夏生，等. 冬虫夏草对哮喘模型大鼠肺组织NOD1和NOD2表达的影响 [J]. 浙江中西医结合杂志，2018，28（6）：460-462.

[20] 劳乔聪，孙岚，张英鸽，等. 冬虫夏草促进PM 2.5超细颗粒物排出的作用和机制探讨 [J]. 食品科技，2017，42（2）：67-71.

[21] 雷小红，孙琳林，赵子锌，等. 老年慢性阻塞性肺疾病与维生素D缺乏相关性的研究进展 [J]. 牡丹江医学院学报，2021，42（1）：142-145.

[22] 林苏杰，王芳，郝月琴，等.《支气管哮喘防治指南（2020年版）》解读 [J]. 中国临床医生杂志，2022，50（12）：1406-1408.

[23] 李建生，李素云，余学庆. 慢性阻塞性肺疾病中医诊疗指南（2011版）[J]. 中医杂志，2012（1）：80-84.

[24] 李薇，杨汀，王辰. 中国慢性阻塞性肺疾病防治现状及进展 [J]. 中国研究型医院，2020，7（5）：1-5.

[25] 刘鹏，田中华. 补肺益肾化痰方联合西药治疗支气管哮喘慢性持续期的疗效及对肺功能、哮喘控制情况和免疫球蛋白水平的影响 [J]. 中医研究，2022，35（11）：34-37.

[26] 刘源才，王磊，陈默思. 冬虫夏草药理学研究进展 [J]. 食品与药品，2015（5）：374-377.

[27] 马月珍，吴刚. 利肺片对慢性支气管炎大鼠血清TNF-α及肺组织NF-κB的影响 [J]. 滨州医学院学报，2014（3）：202-204.

[28] 梅早仙，白大鹏，李丽. 利肺片配合化疗治疗肺结核合并糖尿病疗效研究 [J]. 北京中医药大学学报（中医临床版），2012（2）：45-47.

[29] 牟昱丹，郭艳辉，李丽，等. 益气固本汤联合西药治疗小儿肺肾阳虚型支气管哮喘的疗效及其对血清MMP-9、TIMP-1、IL-6、IL-8和免疫功能的影响 [J]. 广州中医药大学学报，2023，40（6）：1399-1405.

[30] 彭海鹰. 冬虫夏草在老年肺癌化疗中的扶正减毒作用 [J]. 天津中医，1999（5）：1-2.

[31] 秦圆圆. 中药穴位贴敷联合杏苏止咳合剂治疗小儿咳嗽变异性哮喘的效果观察 [J]. 中国疗养医学，2023，32（8）：836-839.

[32] 冉瑞智，刘韩英，吴琼，等. 参芪益肺糖浆对大鼠免疫和造血功能的影响 [J]. 临床合理用药杂志，2009（11）：35-36.

［33］世界中医药学会联合会. 国际中医临床实践指南 慢性阻塞性肺疾病［J］. 世界中医药，2020，15（7）：1084-1092.

［34］宿英豪，苏奎国，马蕴蕾，等. 补益肺肾、化饮通络法治疗支气管哮喘缓解期的临床效果［J］. 中国中医基础医学杂志，2013，19（11）：1323-1325.

［35］王敦. 冬虫夏草活性成分研究进展［J］. 环境昆虫学报，2021，43（4）：779-787.

［36］王宁群，姜良铎，张晓梅，等. 冬虫夏草软胶囊改善支气管哮喘患者气道炎症的临床研究［J］. 中国中药杂志，2007（15）：1566-1568.

［37］王银辉，张芳. 参芪益肺糖浆联合奈达铂同步放化疗治疗晚期非小细胞肺癌临床研究［J］. 河南中医，2017，37（2）：263-265.

［38］王园，戴恩来，贾忠. 虫草抗痨胶囊配合化疗治疗继发性肺结核614例回顾性分析［J］. 中医杂志，2013（15）：1304-1307.

［39］王子怡，王鑫，张岱岩，等. 中医药网络药理学：《指南》引领下的新时代发展［J］. 中国中药杂志，2022，47（1）：7-17.

［40］武丽斐，邢月，关亚兰，等. 冬虫夏草有效成分及其药理作用的研究进展［J］. 中西医结合心脑血管病杂志，2013（10）：1254-1256.

［41］张宏. 为支气管哮喘患者使用冬虫夏草软胶囊进行辅助治疗的效果分析［J］. 当代医药论丛，2019，17（6）：177-178.

［42］张惠勇，吴定中，鹿振辉，等. 利肺片治疗肺肾两虚型慢性支气管炎临床研究［J］. 上海中医药杂志，2006（2）：12-14.

［43］张晓斌，高宝安，杨京会，等. 冬虫夏草对低氧性肺动脉高压大鼠血浆脑利钠肽和炎性细胞因子的影响［J］. 实用医学杂志，2012（19）：3181-3183.

［44］中华医学会呼吸病学分会哮喘学组. 支气管哮喘防治指南（2020年版）［J］. 中华结核和呼吸杂志，2020，43（12）：1023-1048.

［45］郑健，霍晓奎，王妍，等. 野生及人工繁育冬虫夏草调节免疫和抗衰老作用的对比研究［J］. 中国药学杂志，2018，53（20）：1742-1747.

［46］郑星宇. 单味冬虫夏草防治56例老年患者反复呼吸道感染疾病临床观察［J］. 福建医药杂志，1999（3）：58-59.

［47］周彩霞，关珊珊，张鹏，等. 补肺益肾汤结合艾灸对慢性阻塞性肺疾病稳定期患者临床疗效及肺功能影响的临床研究［J］. 陕西中医，2015（8）：1012-1013.

［48］周秋彤. 冬虫夏草制剂对老年慢性阻塞性肺疾病患者免疫功能及肺功能的影响［D］. 山东中医药大学，2021.

［49］周思琪. 发酵冬虫夏草菌粉（Cs-C-Q80）对特发性肺间质纤维化治疗作用的网络药理学研究与临床病例观察［D］. 山东中医药大学，2022.

第七章

冬虫夏草的益肝功效

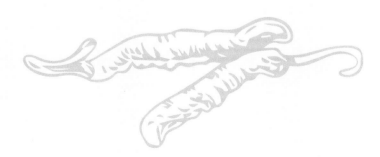

第一节　肝病的发生机制与疾病分型

一、肝病的发生机制

肝脏作为人体最大的内脏器官，其主要功能包括代谢调节、解毒、储存营养物质等。肝脏疾病的发病机制复杂，涉及多种因素，包括病毒性肝炎、代谢障碍、酒精和药物毒性、自身免疫反应等（图7-1）。

（一）病毒性肝炎

病毒性肝炎，特别是乙型肝炎和丙型肝炎，通过血液和其他体液传播，是全球范围内肝病的主要原因。这些病毒感染后直接

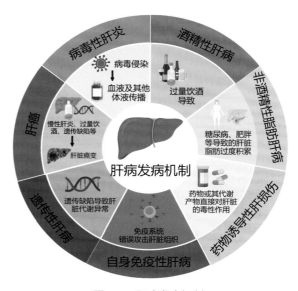

图7-1　肝病发生机制

攻击肝细胞，引发复杂的免疫反应，导致肝脏损伤。未经治疗，慢性病毒性肝炎可进展为肝纤维化和肝硬化，增加肝癌的风险。

（二）酒精性肝病

酒精性肝病由长期过量饮酒引起，其中酒精代谢产物乙醛对肝脏有直接毒性，可导致肝细胞损伤和炎症。长期饮酒还会导致脂肪在肝脏中积聚，形成脂肪性肝病，最终可能演变为肝纤维化和肝硬化。

（三）非酒精性脂肪肝病

非酒精性脂肪肝病与肥胖、糖尿病和代谢综合征等疾病紧密相关，是在缺乏显著

酒精饮用史的情况下，肝脏中脂肪的过度积累。可能会发展为非酒精性脂肪性肝炎，这是一种更为严重的病态，可能引起肝细胞损伤、肝纤维化甚至肝硬化。

（四）药物诱导性肝损伤

药物诱导性肝损伤是药物或其代谢产物直接对肝细胞的毒性作用，可能引起急性或慢性肝脏损伤。这种损伤的机制通常涉及药物代谢过程中有害中间代谢物的产生，这些代谢物可以引发肝细胞的氧化应激，导致细胞损伤或死亡。此外，个体对药物的敏感性差异、遗传因素以及同时使用多种药物都可能增加药物诱导性肝损伤的风险。

（五）自身免疫性肝病

自身免疫性肝病是免疫系统错误攻击肝脏组织的疾病。这类病症包括自身免疫性肝炎、原发性胆汁性胆管炎和原发性硬化性胆管炎。自身免疫性肝炎通常表现为肝脏炎症和细胞损伤，伴随血清免疫球蛋白水平升高和自身抗体出现。原发性胆汁性胆管炎和原发性硬化性胆管炎则涉及胆管的炎症和破坏，导致胆汁淤积和肝损伤，最终可能发展为肝硬化和增加肝癌的风险。

（六）遗传性肝病

遗传性肝病如威尔森病和血色病，涉及遗传缺陷导致肝脏代谢异常。威尔森病因铜代谢异常导致铜在体内积累，损害肝脏和其他器官。血色病则因血红素合成缺陷导致铁在肝脏中积累，引起肝损伤。这些疾病的管理通常需要综合遗传学、生化检测和临床评估。

二、肝病的疾病分型

肝脏是人体最重要的器官之一，具有复杂的分类和多种功能。它可以根据疾病类型、功能障碍、病因及病理变化进行分类，这种多维度分类体系有助于精确诊断及治疗各种肝病。

（一）疾病类型方面

肝疾病涵盖感染性肝病（如病毒性肝炎、寄生虫感染等）、代谢性肝病（如非酒精性脂肪肝病、遗传代谢障碍等）、免疫性肝病（如自身免疫性肝炎等）、毒素及药物诱导的肝病（如酒精性肝病、药物性肝损伤等）以及肝脏肿瘤（如肝细胞癌等），还包括急性肝衰竭和肝硬化等其他肝病类型。

（二）功能障碍方面

肝病分为肝炎、肝细胞损伤、胆汁淤积性肝病、肝硬化和肝衰竭。肝炎源自病毒、毒素或自身免疫过程；肝细胞损伤表现为转氨酶水平上升；胆汁淤积性肝病因胆管阻塞或胆汁分泌障碍；肝硬化由长期肝损伤引发的肝组织纤维化和结构重组；肝衰竭则显示为肝功能显著下降，影响正常代谢和排毒功能。

（三）病因方面

涉及感染性因素（肝炎病毒、寄生虫等）、遗传因素、环境及生活方式因素（酒精摄入、药物使用、毒素暴露等）、免疫相关因素和肿瘤相关因素，它们各自在不同程度上影响肝脏功能和结构。

（四）病理变化方面

肝病分为肝炎性病变、肝细胞坏死、胆汁淤积病变、纤维化和肝硬化及肝脏肿瘤变。肝炎性病变展现为肝组织中炎症细胞浸润；肝细胞坏死是肝细胞由多种原因引起的坏死；胆汁淤积病变通常因肝内外胆管阻塞；纤维化和肝硬化是长期炎症导致的肝组织结缔组织增生和纤维化；肝脏瘤变可能是良性或恶性肿瘤的形成导致的（图7-2）。

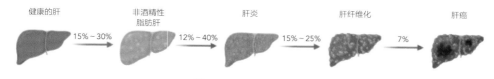

健康的肝　　　　非酒精性脂肪肝　　　　肝炎　　　　肝纤维化　　　　肝癌

15%～30%　　12%～40%　　15%～25%　　7%

图7-2　肝病演变过程

注：百分比代表恶化的比例。

第二节 冬虫夏草对肝脏疾病的辅助治疗作用

一、肝损伤

如表7-1所示，用冬虫夏草多糖对肌肉注射可的松的小鼠连续灌胃21d，结果显示小鼠血清谷丙转氨酶、谷草转氨酶、肝组织丙二醛含量显著降低，抗氧化剂超氧化物歧化酶、还原型谷胱甘肽水平显著升高，病理切片检查发现氢化可的松引起的肝小叶结构紊乱、肝窦瘀血及肝索排列紊乱等病理症状得到减轻，表明冬虫夏草多糖对小鼠的化学性肝损伤具有明显的治疗作用。

表7-1 冬虫夏草多糖对血清谷丙转氨酶、肝脏总超氧化物歧化酶及肝组织丙二醛含量的影响

组别	血清谷丙转氨酶/（mg/L）	肝脏总超氧化物歧化酶/（U/mg）	肝组织丙二醛/（nmol/mg）
对照组	14.86 ± 1.41	94.81 ± 12.51	2.80 ± 0.32
模型组	10.14 ± 2.68	76.24 ± 14.18	3.82 ± 0.44
低剂量组（0.2g/kg）	12.31 ± 2.82	97.63 ± 15.10	2.01 ± 0.28
高剂量组（0.4g/kg）	14.79 ± 3.25	98.75 ± 10.05	1.97 ± 0.29

资料来源：郑贤林等，2011。

冬虫夏草多糖灌胃12d可明显降低免疫性肝损伤模型小鼠血清中升高的谷丙转氨酶、谷草转氨酶的水平，抑制肝匀浆中上升的丙二醛水平和升高超氧化物歧化酶活性，显著降低肝脏中肿瘤坏死因子和白细胞介素的含量，表明冬虫夏草多糖对小鼠免疫性肝损伤有一定的保护作用。

二、脂肪肝

脂肪肝是肝细胞内脂肪堆积过多引起的肝脏病理改变。冬虫夏草多糖能够降低血清中低密度脂蛋白浓度，提高高密度脂蛋白的含量，高密度脂蛋白可以搬运内脏组织中过多的胆固醇，从而有助于预防脂肪肝。相关研究显示，冬虫夏草多糖可明显减轻肝脏脂肪变性程度，并减轻炎症反应；如表7-2所示，冬虫夏草多糖能显著降低非酒

精性脂肪性肝炎大鼠血清转氨酶、低密度脂蛋白胆固醇、总胆固醇、游离脂肪酸和肝匀浆甘油三酯（TG）水平，并显著升高血清高密度脂蛋白胆固醇。电镜观察肝细胞超微结构结果显示，给予冬虫夏草多糖后线粒体肿胀程度明显减轻，结构较模型组清晰。冬虫夏草多糖对大鼠非酒精性脂肪性肝炎的预防作用可能与其抗脂质过氧化，抑制肿瘤坏死因子产生，调节瘦素、胰岛素水平和对线粒体的保护作用有关。

表7-2　冬虫夏草多糖对肝脏功能及脂质的影响

组别	浓度/（mg/L）	丙氨酸转氨酶/（U/L）	天冬氨酸转氨酶/（U/L）	低密度胆固醇/（mmol/L）	高密度胆固醇/（mmol/L）
对照组	—	65.10 ± 12.70	83.08 ± 17.60	1.09 ± 0.40	1.18 ± 0.22
处理组	125	48.00 ± 4.30**	77.42 ± 16.02	0.99 ± 0.34	1.29 ± 0.19
	250	43.20 ± 5.37**	62.56 ± 8.54**	0.79 ± 0.28	1.34 ± 0.14**
	500	41.50 ± 3.47**	58.85 ± 5.95**	0.75 ± 0.21*	1.44 ± 0.11*

注：*表示与空白组相比存在显著性差异（$P<0.05$）；**表示与空白组相比存在极显著性差异（$P<0.01$）。
资料来源：鲁超，2005。

三、肝纤维化

研究表明，冬虫夏草多糖能够抑制慢性肝炎纤维化的形成，延缓向肝硬化的发展，并显著改善肝功能，其抑制肝纤维化形成的作用机制可能与抑制转化生长因子表达、下调血小板衍生生长因子表达、减少Ⅰ型和Ⅲ型胶原合成有关。如表7-3所示，对比正常组、肝纤维化模型组和冬虫夏草处理组小鼠，9周后冬虫夏草处理组的肝纤维化水平相较于疾病模型组有所降低。

表7-3　冬虫夏草处理9周后小鼠肝组织纤维化分级

组别	n	纤维化分级						
		0	Ⅰ	Ⅱ	Ⅲ	Ⅳ	Ⅴ	Ⅵ
对照组	7	7	0	0	0	0	0	0
模型组	8	0	3	1	0	2	2	0
虫草处理组	6	0	3	3	0	0	0	0

注：n：样本数。
资料来源：刘玉侃等，2004。

冬虫夏草菌丝提取物（CsB）及其组分（C12）能够显著减轻过氧化损伤，保护肝细胞，减少胶原生成，阻断和逆转二甲基亚硝胺处理大鼠的肝纤维化现象，同时促进转化生长因子基因的表达，抑制肝细胞凋亡，使肝细胞的凋亡和增殖达到平衡状态，阻断和逆转肝纤维化，显著改善肝功能。如表7-4所示，在肝纤维化小鼠的肝脏中，转化生长因子基因及其信号蛋白表达明显上升，经低至高剂量冬虫夏草处理后，肝脏炎症与胶原沉积较模型组显著减轻，转化生长因子基因及其信号蛋白表达量明显降低，以冬虫夏草高剂量组为明显，表明冬虫夏草制剂可下调转化生长因子基因及其信号蛋白的表达，从而抑制肝纤维化。

表7-4 肝脏转化生长因子基因表达及相关信号蛋白染色阳性面积变化

组别	转化生长因子基因表达水平	信号蛋白染色面积
对照组	1058 ± 23	0.55 ± 0.12*
模型组	1087 ± 15	1.76 ± 0.29
虫草低剂量组（75mg/mL）	1056 ± 21	1.34 ± 0.22*
虫草高剂量组（150mg/mL）	1035 ± 23	1.12 ± 0.18*

注：*表示与空白组相比存在显著性差异（$P<0.05$）。
资料来源：吴建良等，2012。

四、乙型肝炎

对部分慢性乙型肝炎患者的临床观察研究显示，每日用冬虫夏草4g煎汤，分4次口服，3个月疗程后，乙肝病毒e抗原转阴率达60%，而使用常规护肝药如肝泰乐、齐墩果酸片护理治疗的对照组患者阴转率仅为15%。如表7-5所示，经冬虫夏草治疗后的患者血清谷丙转氨酶、谷草转氨酶等肝功能指标明显改善，乏力、纳差等症状有所好转。

表7-5 冬虫夏草治疗乙型肝炎患者的临床症状变化

项目	治疗组（n=48）				对照组成（n=20）			
	治疗前		治疗后		治疗前		治疗后	
	例数/例	百分比/%	例数/例	百分比/%	例数/例	百分比/%	例数/例	百分比/%
乏力	48	100	8	16.66	20	100	11	55

续表

项目	治疗组（n=48）				对照组成（n=20）			
	治疗前		治疗后		治疗前		治疗后	
	例数/例	百分比/%	例数/例	百分比/%	例数/例	百分比/%	例数/例	百分比/%
纳差	39	81.25	12	25.00	19	95	12	65
肝区痛	42	87.50	32	66.66	18	90	10	50

注：n：病例数。
资料来源：吴友良等，2002。

相关研究表明，慢性乙肝患者存在T淋巴细胞亚群比例的失调，表现为外周血中T抑制细胞升高，T辅助细胞降低，T辅助细胞与T抑制细胞的比值下降，而冬虫夏草可以作为一种免疫调节剂，调整和改变细胞免疫和体液免疫。经冬虫夏草治疗后，部分患者的肝硬化症状减轻，肝纤维化得到有效控制。

第三节　小结

肝脏疾病是全球范围内的重要健康问题，其复杂的发病机制涉及多种因素，包括病毒感染、酒精和药物毒性、代谢障碍、自身免疫反应以及遗传因素等。这些因素导致肝脏功能受损，可能进展为肝纤维化、肝硬化甚至肝癌。冬虫夏草作为一种传统中药材，近年来在治疗肝脏疾病方面的研究显示其具有显著的潜在疗效。研究表明，冬虫夏草多糖能够减轻化学性和免疫性肝损伤，降低血清转氨酶水平，提高抗氧化酶活性，改善肝脏病理状态。此外，冬虫夏草对于脂肪肝和肝纤维化也显示出治疗潜力，能够调节脂质代谢，减轻肝脏脂肪变性，抑制肝纤维化进程。在慢性乙型肝炎治疗中，冬虫夏草能够提高病毒标记物的转阴率，改善肝功能，缓解临床症状。未来对于冬虫夏草活性成分、作用途径以及与其他治疗方法联合应用的研究将为肝病患者提供更有效的治疗选择。

参考文献

[1]　崔兵兵，李季，刘可春，等. 冬虫夏草多糖抑制肝纤维化作用机制的研究进展 [J]. 中国实验方剂学杂志，2019，25（15）：228-235.

[2]　董开忠，高永盛，王小恒，等. 冬虫夏草菌丝体多糖对免疫性肝损伤小鼠的保护作用 [J]. 解放军医学杂志，2016，41（4）：284-288.

[3]　胡贤达，岳颖，武鹏，等. 冬虫夏草治疗肝脏疾病的药理作用 [J]. 临床肝胆病杂志，2016，32（4）：793-797.

[4]　刘玉侃，沈薇，张霞. 虫草菌丝对实验性肝纤维化的防治作用及其机制研究 [J]. 中国新药与临床杂志，2004（3）：139-143.

[5]　鲁超. 虫草多糖对非酒精性脂肪性肝炎的预防作用及部分机制研究 [D]. 合肥：安徽医科大学，2005.

[6]　宋立莹. 冬虫夏草提取物对大鼠慢性肝损伤的保护作用 [D]. 长沙：中南大学，2014.

[7]　吴建良，王志勇，孙丽伟，等. 不同剂量虫草对肝纤维化小鼠肝脏TGF-β_1、Smad3的影响 [J]. 医学研究杂志，2012（4）：128-131.

[8]　吴友良，贡成良. 关于冬虫夏草对乙型肝炎疗效及对免疫性肝损伤保护作用的研究 [J]. 常熟高专学报，2002（4）：39-42.

[9]　王政，葛冰洁，王萌，等. 中药对酒精性肝损伤的保护作用研究进展 [J]. 延边大学农学学报，2019，41（3）：102-108.

[10]　杨槐俊，郭素萍，薛莉. 冬虫夏草菌丝提取物对化学性肝损伤的辅助保护作用 [J]. 菌物学报，2014，33（2）：394-400.

[11]　郑贤林，李有贵，钟石，等. 蚕蛹虫草多糖对氢化可的松致小鼠肝损伤的保护作用 [J]. 浙江农业科学，2011（3）：702-705.

第八章

冬虫夏草对心脑血管疾病
的预防与辅助治疗作用

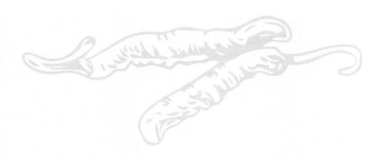

第一节　心脑血管疾病的发生机制与疾病分型

一、心脑血管疾病的发生机制

心脑血管疾病主要关联心脏和大脑的血管系统，发病机制包括多种生物学过程和风险因素，主要的心脑血管发病机制如下（图8-1）。

（一）动脉粥样硬化

动脉粥样硬化是心脑血管疾病的常见病理基础，始于脂质在动脉壁沉积，形成斑块，引起血管硬化和狭窄。这一过程包括低密度脂蛋白（LDL）氧化、单核细胞形成泡沫细胞、平滑肌细胞增生外移和结缔组织生成，进而形成斑块。

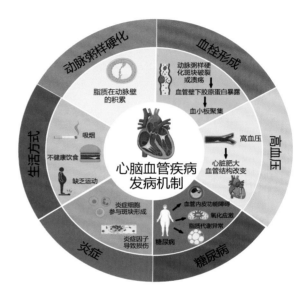

图8-1　心血管疾病发生机制

（二）血栓形成

动脉粥样硬化斑块破裂或溃疡会暴露血管壁下胶原蛋白等，引发血小板聚集和血栓形成。血栓可能完全或部分阻塞血管，限制血流或造成梗塞，如心肌梗死或脑卒中。

（三）高血压

高血压显著影响心脑血管疾病发展，长期高血压增加心血管负荷，引起心脏肥大和血管结构变化，加速动脉粥样硬化，提高心肌梗死、脑卒中等并发症风险。

（四）糖尿病

糖尿病增加心脑血管疾病风险，高血糖导致血管内皮功能障碍、氧化应激增加、非酶糖基化终产物形成和脂质代谢异常，促进动脉粥样硬化和血管病变。

（五）炎症

炎症在心脑血管病发展中起重要作用，炎症细胞如巨噬细胞和淋巴细胞参与斑块形成和进展，炎症介质如细胞因子和化学因子促进血管内皮损伤、血栓形成和斑块不稳定。

（六）生活方式

不良生活方式如吸烟、缺乏运动、不健康饮食（高脂、高糖、高盐）和过度饮酒，直接影响心脑血管健康，增加血压、脂质沉积、内皮功能障碍，从而增加心脑血管疾病风险。

二、心脑血管疾病的疾病分型

心脑血管疾病对全球公共卫生构成了重大负担，临床上非常常见。管理这些疾病需采用综合策略，涵盖预防、早期诊断、及时治疗及长期管理和监测，旨在降低心脑血管事件发生率和提升患者生活质量，常见的心脑血管疾病分型如下。

（一）冠状动脉疾病

冠状动脉疾病是心脏疾病中最常见的类型，主因是动脉粥样硬化导致冠状动脉内壁脂质和其他物质积累，形成斑块，血管狭窄，心脏肌肉血液供应减少。该疾病主要风险因素包括吸烟、高血压、高胆固醇、糖尿病和遗传倾向。长时间的缺血可引起胸痛（心绞痛）、心肌梗死或其他心脏并发症。

（二）脑卒中

脑卒中即中风，是由脑血管损伤引起的脑组织缺血或出血。缺血性中风由血管阻塞引起，通常因血栓形成或动脉硬化。出血性中风由脑血管破裂引起。中风症状包括突然面部、手臂或腿部无力（尤指一侧），说话不清、视觉模糊、头晕和行走困难。迅速诊断和治疗是减少脑损伤和长期影响的关键。

（三）高血压

高血压指长期血压异常升高，对心脏、血管、脑及其他器官造成持续压力，作为心血管疾病主要危险因素，可引发心脏病、中风、肾疾病等健康问题。高血压通常无明显症状，故有"沉默的杀手"之称。管理途径包括生活方式改变、药物治疗和定期监测。

（四）心力衰竭

心力衰竭是心脏泵血能力减弱的慢性状况，血流减缓，无法满足身体需求。可能由冠状动脉疾病、高血压、心脏瓣膜病、心肌病或心脏感染引起。该病症状包括呼吸困难、持续咳嗽或喘鸣、下肢肿胀、疲劳和活动能力下降。治疗心力衰竭需综合药物、生活方式调整，有时包括手术或其他干预，控制病情并提升生活质量。

第二节　冬虫夏草对心脑血管疾病的预防作用

在健康中国的大时代背景下，我们要寻求"主动健康"，改变对于疾病防治缺乏前瞻性、有效性和预防性的"被动健康"模式。心脑血管疾病具有四高一多的特点即高复发率、高患病率、高致残率、高死亡率和并发症多，并且心脑血管疾病一旦到后期，患者即使经过治疗也会出现不同程度的生活质量下降的状况，同时还需要承担高昂的治疗费用，因此在日常生活中我们更加需要加强心脑血管功能的提高，将疾病扼杀于摇篮。

　　血管作为人体循环系统的一部分，是人体中最复杂的器官之一，血管受到多种系统的调控，负责将氧气营养物质等传递到身体的各个部位。心脏、脑、肾和其他组织器官病变的主要病理是其供应血管发生了动脉硬化、动脉粥样硬化、狭窄和闭塞，引起血管结构和功能受损，进而导致不良血管事件的发生，如冠心病、卒中、外周动脉闭塞性疾病甚至猝死。因此血管功能的提高对于预防心脑血管疾病的发生尤为重要。

　　大量临床研究表明，冬虫夏草中蕴含多种有益心脑血管的成分，如冬虫夏草多糖、虫草酸、腺苷、固醇等物质，长期食用具有如图8-2所示的功效，调节血脂、调节血压使血压更接近正常范围和抗血栓的形成，还可以通过抗炎与抗氧化的作用保护血管内皮细胞免受自由基的破坏，实现多靶点干预心脑血管疾病，在心脑血管疾病的辅助治疗与疾病预防上有广阔的前景。

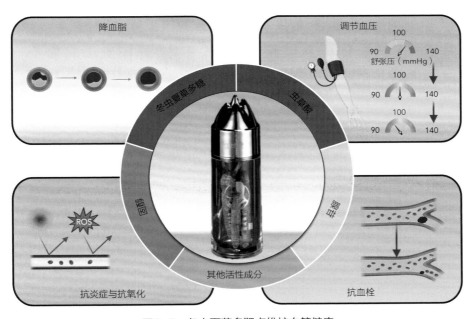

图8-2　冬虫夏草多靶点维护血管健康

一、调节血脂

　　血脂与动脉粥样硬化性疾病紧密相关，血脂水平异常是动脉粥样硬化的重要诱发因素，也是心脑血管疾病的主要原因之一。血脂包括血液中的胆固醇、甘油三酯（TG）和类脂，这些成分对于维持人体正常生命活动至关重要。总胆固醇（TC）主要分为高密度脂蛋白胆固醇（HDL-C）和低密度脂蛋白胆固醇（LDL-C），其中LDL-C与心脑血管疾病的关系尤为密切。如图8-3所示，在血管中LDL-C主要负责将胆固醇从血液运输到血管壁内，长期积累的脂质会导致动脉狭窄甚至堵塞，进而形成动脉粥样硬化。相反，HDL-C能够将血管内壁的胆固醇运出，减少血管内斑块的形成，起到保护血管的作用。

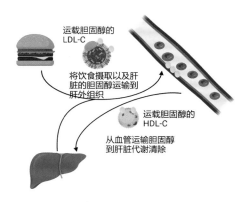

图8-3　高密度脂蛋白胆固醇与低密度脂蛋白胆固醇在血管中的作用

　　大量研究表明，有效控制血脂水平能够降低患者住院率，减低病死率，提高存活率。因此血脂水平的高低是评估心脑血管健康的重要指标之一。近年来，我国成年人的血脂水平［包括TC、LDL-C、非高密度脂蛋白胆固醇（非HDL-C）、TG］不断上升，且趋向年轻化。因此，监控和管理血脂水平变得尤为重要。许多国内外研究都显示，冬虫夏草在调节血脂方面具有显著效果。冬虫夏草不仅能降低硬性血脂指标，如TC和TG的含量，还能通过降低LDL-C和提高HDL-C的含量来改善血脂水平。

　　姚思宇等以冬虫夏草多糖、基础饲料、高脂饲料三种不同饲料灌胃大白鼠，其中冬虫夏草多糖的剂量分别为80mg/kg（bw）、40mg/kg（bw）和20mg/kg（bw）。经过30d的实验后，结果如表8-1～表8-3所示，治疗时间越长，治疗剂量越大，冬虫夏草多糖对小鼠的降血脂效果越好。在第30d时，高脂饲料组小鼠的血液中的TC和TG含量明显高于40mg/kg（bw）剂量及以上的冬虫夏草多糖组（$P<0.01$），而HDL-C含量明显低于冬虫夏草多糖组（$P<0.05$），证明了冬虫夏草多糖能有效控制小鼠的血脂水平。

表8-1　冬虫夏草多糖治疗后大鼠总胆固醇含量

组别		实验初		第15天		第30天	
		动物数/只	总胆固醇/（mmol/L）	动物数/只	总胆固醇/（mmol/L）	动物数/只	总胆固醇/（mmol/L）
剂量组	80mg/kg（bw）	14	1.62±0.29	13	2.12±0.55	12	1.83±0.37*
	40mg/kg（bw）	14	1.61±0.22	13	2.04±0.66	12	1.80±0.37*

续表

组别		实验初		第15天		第30天	
		动物数/只	总胆固醇/（mmol/L）	动物数/只	总胆固醇/（mmol/L）	动物数/只	总胆固醇/（mmol/L）
剂量组	20mg/kg（bw）	14	1.62±0.22	13	1.82±0.60	13	2.43±0.38
高脂对照		14	1.60±0.29	13	2.20±0.76	12	2.82±0.02
基础对照		14	1.62±0.29	14	1.26±0.22*	14	1.30±0.13*

注：*表示与高脂对照组比较P＜0.01。
资料来源：姚思宇等，2004。

表8-2 冬虫夏草多糖治疗后大鼠甘油三酯含量

组别		实验初		第15天		第30天	
		动物数/只	甘油三酯/（mmol/L）	动物数/只	甘油三酯/（mmol/L）	动物数/只	甘油三酯/（mmol/L）
剂量组	80mg/kg（bw）	14	0.47±0.21	13	0.53±0.16	12	0.45±0.17*
	40mg/kg（bw）	14	0.44±0.23	13	0.46±0.14	12	0.38±0.11*
	20mg/kg（bw）	14	0.46±0.16	13	0.59±0.19	13	0.53±0.08*
高脂对照		14	0.43±0.21	13	0.48±0.14	12	0.76±0.14
基础对照		14	0.46±0.29	13	0.54±0.09	14	0.39±0.07*

注：*表示与高脂对照组比较P＜0.01。
资料来源：姚思宇等，2004。

表8-3 冬虫夏草多糖治疗后大鼠高密度脂蛋白含量

组别		实验初		第15天		第30天	
		动物数/只	高密度脂蛋白/（mmol/L）	动物数/只	高密度脂蛋白/（mmol/L）	动物数/只	高密度脂蛋白/（mmol/L）
剂量组	200mg/kg（bw）	14	0.99±0.34	13	0.73±0.25*	12	1.52±0.09**
	100mg/kg（bw）	14	1.07±0.23	13	0.60±0.19	12	1.41±0.51**

续表

组别		实验初		第15天		第30天	
		动物数/只	高密度脂蛋白/（mmol/L）	动物数/只	高密度脂蛋白/（mmol/L）	动物数/只	高密度脂蛋白/（mmol/L）
剂量组	50mg/kg（bw）	14	1.14±0.27	13	0.68±0.26	13	1.61±0.27**
高脂对照		14	1.07±0.14	13	0.51±0.19	12	1.06±0.14
基础对照		14	1.04±0.20	14	1.27±0.36**	14	1.73±0.26**

注：*表示与高脂对照组比较$P < 0.01$；**表示与高脂对照组比较$P < 0.05$。
资料来源：姚思宇等，2004。

　　姜微哲以高脂饮食诱导的高脂血症金黄地鼠为模型，以200mg/kg（bw）冬虫夏草提取物（YCC）连续灌胃给药并以常见的降脂药辛伐他汀［4mg/kg（bw）］做阳性对照，4周后眼眶静脉丛取血，测定血清中TC、TG、LDL-C、HDL-C含量。结果如表8-4所示，冬虫夏草提取物组与模型组相比，TC、TG、LDL-C含量分别降低了36.84%、89.63%、54.51%，同时HDL-C提高了1.52倍，与降脂药辛伐他汀组相比无显著性差异，表明冬虫夏草提取物在降血脂方面具有一定的作用。

表8-4　冬虫夏草提取物治疗后大鼠血脂水平含量

组别	剂量/［mg/kg（bw）］	总胆固醇/［mg/kg（bw）］	甘油三酯/［mg/kg（bw）］	低密度脂蛋白/[mg/kg（bw）]	高密度脂蛋白/[mg/kg（bw）]	高密度脂蛋白/低密度脂蛋白
正常组	—	1.42±0.13[2]	1.68±0.39[2]	0.64±0.16[2]	0.41±0.05[2]	0.66±0.13[3]
模型组	—	7.96±3.45	22.84±11.44	3.50±1.87	1.42±0.72	0.38±0.12
辛伐他汀组	4	5.03±0.89[1]	2.37±1.0[2]	1.59±0.23[2]	0.84±0.17[1]	0.53±0.05[1]
YCC组	200	3.31±0.49[2]	6.35±1.96[2]	1.21±0.16[2]	0.68±0.05[2]	0.57±0.07[3]

注：与模型组比较，[1]表示$P < 0.05$，[2]表示$P < 0.01$，[3]表示$P < 0.001$。
资料来源：姜微哲等，2011。

　　蔡久英等应用黄芪和冬虫夏草治疗68例冠心病和高血压心脏病（高心病）患者，在服药8周后结果如表8-5所示，大部分冠心病、高心病患者治疗后空腹血清TC、TG和LDL-C浓度显著降低（$P < 0.01$），而HDL-C浓度显著增高，冬虫夏草改善了患者的血脂水平，且无一例患者出现不良反应。

表8-5　冬虫夏草联用黄芪治疗患者血脂变化

阶段	总胆固醇	甘油三酯	高密度脂蛋白	低密度脂蛋白
治疗前	6.04 ± 1.24	2.13 ± 0.84	0.87 ± 0.18	3.82 ± 1.12
治疗后	4.92 ± 0.92*	1.36 ± 0.16*	1.08 ± 0.21*	2.64 ± 0.98*

注：*表示与治疗前比较存在极显著性差异（$P < 0.01$）。
资料来源：蔡久英等，2002。

二、抗血栓形成

　　血栓形成于血管内部，是由血液中凝结的成分（血小板、纤维蛋白等）构成的固体结构。它是身体正常的防御机制，有助于止血和修复受伤的血管。在正常生理状态下，人体内的凝血和抗凝血系统相互拮抗，保持动态平衡，确保血液可流动。但是当血管内皮功能受损，如图8-4所示，血栓可能过度形成或异常发展，导致无法及时溶解或吸收。这可能在血管内形成栓塞或血栓脱落至其他部位，减缓血流，从而引发各种血栓性心脑血管疾病。

　　血栓治疗可从降低血液黏度、抑制血小板活化和聚集、抗凝血和溶栓四个方面进行。研究显示，冬虫夏草具有抗血栓作用，主要得益于冬虫夏草可调节血脂水平、改善血液黏度、抑制血小板凝聚，从而防止血栓在血管中堆积。此外，冬虫夏草菌丝体中分离纯化的多种纤溶酶也有助于溶解血栓。

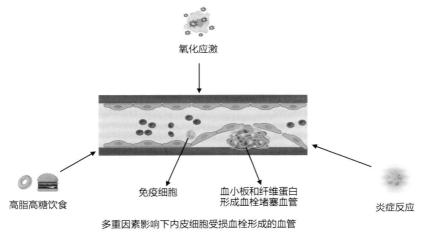

氧化应激

高脂高糖饮食　　免疫细胞　　血小板和纤维蛋白形成血栓堵塞血管　　炎症反应

多重因素影响下内皮细胞受损血栓形成的血管

图8-4　多种因素导致血栓堵塞血管机制

三、抗氧化

心脑血管疾病，包括动脉粥样硬化、心肌梗死、脑卒中等，与血管内的氧化应激和炎症反应紧密相关。正常情况下，氧化应激有助于调节细胞功能、受体信号和免疫反应。然而，过度的氧化应激会产生过多的活性氧，这些多余的活性氧和自由基能损伤组织和细胞，导致血管内皮损伤，促使脂质在受损内皮下聚集，形成动脉粥样硬化斑块，并将LDL转变为对血管内皮有害的氧化型低密度脂蛋白（OxLDL），从而增加心脑血管疾病的患病率。

抗氧化剂通过抑制氧化应激反应，可以减少自由基和氧化物质对细胞的损害，有助于保持血管健康。这些物质有助于减少动脉粥样硬化斑块的形成，维护血管内皮细胞功能，减少血小板的黏附和凝集，从而维持正常的血管功能并降低心脑血管疾病的风险。

大量研究表明，冬虫夏草中的多糖具有卓越的抗氧化能力，能够提高机体抗氧化能力，减少自由基产生，减少丙二醛（MDA）生成，通过清除体内多余的自由基来减少细胞膜脂质过氧化，从而达到保护血管的目的。

姜微哲以冬虫夏草提取物基于体外分子水平反应体系，运用比色、荧光、化学发光等方法评价了不同浓度提取物对常见自由基 [1，1-二苯基-2-三硝基苯肼（DPPH）、羟自由基（HO·）、脂质过氧自由基（ROO·）、过氧化氢（H_2O_2）及过氧亚硝基（$ONOO^-$）]的清除活性，并研究了冬虫夏草提取物对铜离子诱导的LDL氧化过程的影响。结果发现，冬虫夏草提取物在体外分子水平具有DPPH、HO·、H_2O_2、ROO·、$ONOO^-$的清除活性，同时还可以将LDL-C氧化的平均滞留时间延长，具体活性如表8-6所示。在100mg/L下可以延长LDL-C氧化时间6.5倍，表明冬虫夏草具有良好的抗氧化活性，在应对血管的氧化应激损伤方面具有一定的功能（图8-5）。

表8-6　冬虫夏草提取物清除体内自由基活性　　　　　　　　　　　单位：%

冬虫夏草提取物浓度/（mg/L）	DPPH抑制率	HO·抑制率	H_2O_2抑制率	ROO·抑制率	$ONOO^-$抑制率
1000	84.85 ± 1.73	44.05 ± 6.02	53.37 ± 0.58	70.8 ± 1.8	39.6 ± 5.6
500	78.77 ± 5.11	34.13 ± 9.36	38.81 ± 1.34	75.4 ± 2.8	38.1 ± 3.5
250	70.22 ± 1.45	28.07 ± 2.79	28.07 ± 2.59	79.9 ± 3.8	56.2 ± 8.1

续表

冬虫夏草提取物 浓度/（mg/L）	DPPH 抑制率	HO· 抑制率	H_2O_2 抑制率	ROO· 抑制率	ONOO⁻ 抑制率
100	42.30 ± 2.91	22.99 ± 4.45	16.67 ± 1.21	80.7 ± 2.0	64.4 ± 3.3
50	32.99 ± 3.73	21.32 ± 8.46	12.00 ± 2.67	86.5 ± 14.5	60.2 ± 1.9
25	16.61 ± 1.07	19.81 ± 3.28	2.95 ± 1.78	—	60.6 ± 4.4

资料来源：姜微哲等，2011。

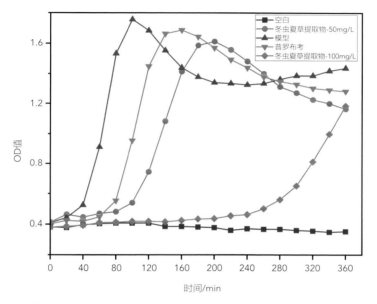

图8-5　冬虫夏草提取物延长体内低密度脂蛋白胆固醇氧化时间

资料来源：姜微哲等，2011。

第三节　冬虫夏草对心脑血管疾病的辅助治疗作用

一、心律失常

心律失常是一种常见的心血管疾病，主要因心脏电传导系统异常或冲动形成异常引起，表现为心跳不规则、过快或过慢。心律失常通常按心率快慢分为缓慢性心律失常和快速性心律失常，根据异常发生部位可分为窦性心律失常、房性心律失常、交界区性心律失常、室性心律失常。

冬虫夏草的多种化学成分，如固醇、冬虫夏草多糖、核苷和氨基酸，在预防和治疗心律失常方面具有潜力。特别是其中的腺苷，对改善心律失常和心脑血液循环有一定效果。临床上，以冬虫夏草菌粉为主要成分的宁心宝胶囊被广泛用于治疗心律失常。王丽娟通过荟萃分析、网络药理学和分子对接技术发现，冬虫夏草能有效稳定心律失常患者的心率，可能通过调节细胞中的肾上腺素能信号传导和PI3K-AKT信号通路发挥作用。

梅其炳等的实验表明，天然冬虫夏草醇提取物具有一定的抗实验性心律失常作用，能明显对抗乌头碱引起的麻醉大鼠心律失常，对氯化钡诱发的室性心动过速亦有一定的治疗作用，推测可能是冬虫夏草具有中枢性抗心律失常作用。

二、脑卒中

脑卒中，通常称为中风，是一种常见的急性脑血管疾病，主要由脑部血管破裂或堵塞引起，导致脑组织受损。脑卒中分为两类：缺血性脑卒中（脑梗死），由血管阻塞引发；出血性脑卒中（脑出血），由血管出血引起。无论是缺血性脑卒中还是出血性脑卒中，都会导致脑功能受损。《中国脑卒中防治报告2020》显示，脑卒中是严重威胁中国国民健康的主要慢性非传染性疾病，位居成人死亡和致残原因首位，具有高发病率、高致残率、高死亡率、高复发率和高经济负担的特点。随着社会人口老龄化和城镇化的加速，脑卒中的危险因素日益增多，疾病负担逐渐加重。

武丽斐利用基因芯片技术研究了冬虫夏草对缺血性中风的治疗机制，发现冬虫夏草可以改善脑缺血大鼠的神经功能缺失症状，在使用线栓法建立大鼠大脑动脉缺血模型后，使用1g/kg冬虫夏草治疗，通过ZeaLonga评分法对动物神经功能行为进行评分，评分越低说明神经损伤越少，结果如表8-7所示，冬虫夏草组在缺血72h治疗后，评分显著低于模型组，在建模48h、72h后冬虫夏草明显改善了大鼠神经功能的缺失症状。

表8-7　冬虫夏草对缺血性中风大鼠神经功能缺失的影响

组别	剂量/（g/kg）	缺血24h	缺血48h	缺血72h
假手术组	—	0 ± 0	0 ± 0	0 ± 0
模型组	—	2.00 ± 0.82*	2.50 ± 0.29**	2.75 ± 0.48**
冬虫夏草组	1	1.75 ± 0.96	1.25 ± 0.25##	1.25 ± 0.125##

注：与假手术组比较，*表示$P<0.05$；**表示$P<0.01$；与模型组比较，##表示$P<0.01$；$n=10$；评分越低效果越好。
资料来源：武丽斐，2014。

　　通过基因芯片分析发现，冬虫夏草调控的差异表达基因主要通过抗炎、抗凋亡、抗氧化等途径对缺血性神经元起到保护作用，并且通过实时荧光定量聚合酶链反应（real-time PCR）技术发现Hcn2、Pcsk2、Flrt3、Nr3c2、Hspal2a、Slc6a1因子在转录水平上的上调可能是冬虫夏草干预脑缺血损伤的发生发展过程中起关键作用的分子基础。

　　脑微血管内皮细胞（BMEC）作为血脑屏障（BBB）的重要组成部分，在维持大脑动态平衡和降低脑通透性方面有着重要的作用，有研究发现冬虫夏草提取物可以对缺血损伤模型的细胞起保护作用，如图8-6所示，冬虫夏草提取物不仅可以显著抑制脑微血管内皮细胞的凋亡，保护血脑屏障，还能改善细胞形态，提高细胞活性。冬虫夏草治疗后细胞活性如表8-8所示，与模型组相比，5～400 μg/mL的冬虫夏草提取物组能显著提高造模后细胞的OD值和细胞存活率，明显缓解氧糖剥夺（OGD）对BMEC的损伤作用（$P<0.01$）。

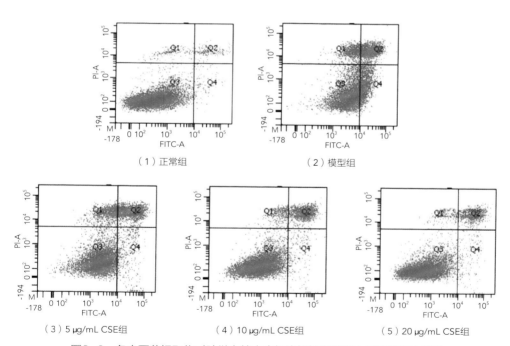

（1）正常组　　　　　　　　　　　　（2）模型组

（3）5 μg/mL CSE组　　　（4）10 μg/mL CSE组　　　（5）20 μg/mL CSE组

图8-6　冬虫夏草提取物对脑微血管内皮细胞拟缺血损伤大鼠细胞凋亡影响

注：流式图有4个象限，其中Q1表示死亡细胞，Q2表示晚期凋亡细胞，Q3表示正常细胞，Q4表示早期细胞凋亡。凋亡率＝晚期凋亡细胞数（Q2）/总细胞数。

　　PI与FITC是两种荧光染料，常用于流式细胞术中的双染，横纵坐标数值越大，说明该荧光信号或散射光信号相对强度越高，即横坐标体现了细胞对PI-A这一染料表达的强度，数值越大表达越强，纵坐标同理。

资料来源：白雪，2018。

表8-8　冬虫夏草提取物对脑微血管内皮细胞拟缺血损伤大鼠细胞活性影响

组别	C/（µg/mL）	A（OD值）	存活率/%
正常组	—	1.13 ± 0.02	100.00 ± 1.34
模型组	—	0.39 ± 0.02[#]	26.38 ± 2.15[#]
冬虫夏草提取物组	5	0.58 ± 0.04**	44.69 ± 4.18**
	10	0.67 ± 0.09**	53.86 ± 8.94**
	20	0.73 ± 0.04**	59.82 ± 4.36**
	50	0.76 ± 0.05**	63.11 ± 4.59**
	100	0.77 ± 0.03**	63.23 ± 3.02**
	200	0.70 ± 0.05**	57.48 ± 5.24**
	400	0.65 ± 0.03**	2.05 ± 3.44**

注：与模型组比较，**表示$P<0.01$；与正常组比较，#表示$P<0.01$；$n=6$。
资料来源：白雪，2018。

　　在出现缺血性中风后，血管内氧自由基生成增加而清除能力降低，导致体内ROS蓄积引起神经元损伤，同时依赖于三磷酸腺苷（ATP）的细胞凋亡过程会发生。在脑梗死发生后，线粒体功能障碍首先出现，一旦线粒体损伤，线粒体凋亡通路被激活，加重脑缺血损伤。

　　白雪通过实验发现，冬虫夏草提取物可以通过调节线粒体呼吸链和抑制线粒体凋亡途径来缓解脑缺血损伤并表现出保护作用，通过Western blot法检测发现其保护作用与线粒体凋亡通路有关的细胞色素C（Cyt C）、B细胞淋巴瘤2蛋白（Bcl-2）、B细胞淋巴瘤2相关X蛋白（Bax）、半胱天冬酶3（caspase-3）蛋白的表达有关。通过实验发现与正常组相比，在促进细胞凋亡的蛋白（Cyt C、Bax、caspase-3）的表达上，模型组有上调，而抗凋亡蛋白Bcl-2表达下调，均有统计学差异（$P<0.01$），结果如图8-7所示。与模型组相比，冬虫夏草提取物组Cyt C、Bax、caspase-3表达均有下调，Bcl-2表达上调，不同剂量有显著性差异，表明CSE通过抑制线粒体凋亡通路对脑缺血损伤有保护作用。

三、心肌病

　　心肌病是指除心脏瓣膜病、冠心病、高血压心脏病、肺心病、先天性心脏病和甲亢性心脏病外，以心肌病变为主要表现的一组疾病。心肌病主要分为原发性心肌病和特异性心肌病。狭义上，心肌病特指原发性心肌病，包括扩张型心肌病、肥厚型心肌

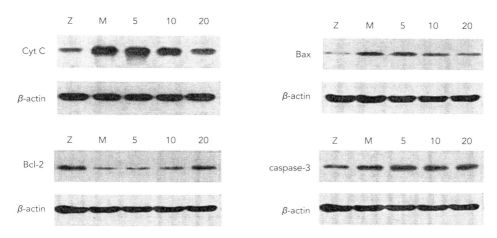

图8-7 冬虫夏草提取物对脑微血管内皮细胞拟缺血损伤大鼠细胞各蛋白表达影响
资料来源：白雪，2018。

病、限制型心肌病和致心律失常型右室心肌病。数据显示，心肌病患者的门诊量呈逐年上升趋势，其中扩张型心肌病和肥厚型心肌病的门诊量显著高于限制型心肌病和致心律失常型心肌病。

科学研究发现，冬虫夏草具有抗器官纤维化的功能，能够抵抗肾脏、肝脏、肺脏以及心肌纤维化。对心肌病的研究主要聚焦于病毒性心肌炎引发的扩张型心肌病，其主要的作用机制是减轻心肌纤维化程度。

李峰等用冬虫夏草提取液治疗病毒性心肌炎小鼠，用CVB3病毒感染小鼠后，在第7天与第14天分两批处死小鼠，切片及HE染色后于光镜下观察心肌组织病理改变，结果如图8-8所示。在CVB3病毒感染第7天时，感染组心肌组织炎细胞弥漫性浸润，呈点片状变性、坏死崩解而治疗组心肌组织以炎细胞浸润为主，坏死轻微。第14天时，感染组小鼠心肌组织中炎细胞的浸润减少，坏死病灶开始吸收；虫草治疗组小鼠心肌仅见少量的炎细胞浸润。

吉林大学第一医院的吴岚等使用小剂量2.5g/（kg·d）和大剂量7.5g/（kg·d）的冬虫夏草灌胃小鼠，并在60d后测定超声心动图测左室舒张末期内径（LVEDd）和左室收缩末期内径（LVEDs），并计算左室射血分数缩短率（FS），同时测定小鼠血清血管紧张素Ⅱ（Ang-Ⅱ）浓度，心脏切片行MASSON染色并计算胶原容积积分（CVF），免疫组化检测心肌组织中胶原-Ⅰ和胶原-Ⅲ的表达。最终结果如图8-9与表8-9所示，冬虫夏草可以减轻病毒性心肌炎慢性期小鼠的心肌纤维化，且具有量效依赖性，其抗纤维化作用可能是通过抑制Ang-Ⅱ及减少胶原产生而实现的。

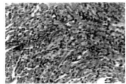 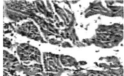 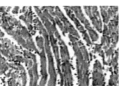 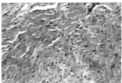

（1）第7天（感染组）　　（2）第7天（冬虫夏草治疗组）　　（3）第14天（感染组）　　（4）第14天（冬虫夏草治疗组）

图8-8　各小鼠心肌病理改变的光镜观察

注：（1）和（3）分别是感染组小鼠在被CVB3感染后第7天和第14天的心肌切片图；（2）和（4）分别是冬虫夏草治疗组在被感染后第7天和第14天的心肌切片图。

资料来源：李锋等，2006。

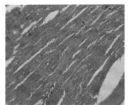 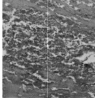 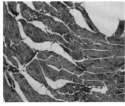 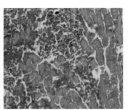

（1）正常小鼠　　　　　（2）病毒模型组　　　　（3）冬虫夏草大剂量组　　　（4）冬虫夏草小剂量组

图8-9　不同实验组小鼠心肌病理改变的光镜观察

资料来源：吴岚等，2013。

表8-9　冬虫夏草治疗后各组小鼠各项指标

项目	正常对照组（n=10）	模型组（n=8）	大剂量组［7.5 g/（kg·d）］	小剂量组［2.5 g/（kg·d）］	F	P
LVEDd/mm	3.24±0.42	4.08±0.63	3.50±0.21	3.76±0.37	5.69	0.002
LVEDs/mm	1.58±0.16	2.64±0.29	2.06±0.12	2.47±0.23	48.46	0.000
FS/%	51.6±4.78	35.2±5.24	41.7±3.43	34.3±5.44	24.99	0.000
CVF	0.89±0.31	6.07±0.76	2.18±0.43	3.86±0.54	158.30	0.000
Ang-Ⅱ/（pg/mL）	104.76±31.3	1045.46±82.51	498.34±62.4	873.36±45.5	467.65	0.000
胶原-Ⅰ	1.04±0.21	6.56±0.35	2.34±0.45	3.96±0.55	323.17	0.000
胶原-Ⅲ	0.53±0.18	3.31±0.43	1.45±0.21	2.37±0.31	147.14	0.000

注：n：样本量。

　　超声心动图指标：LVEDd、LVEDs、FS、CVF。

资料来源：吴岚等，2013。

四、高血压

血压与心脑血管疾病之间的关系密切，大量研究已证实高血压是心脑血管疾病的主要危险因素。收缩压每增加20 mmHg或舒张压每增加10 mmHg，心脑血管疾病的风险将成倍增加。然而，我国高血压的患病率呈上升趋势。与1958年的患病率5.1%相比，2018年的患病率已升至27.5%，表明高血压已成为我国的重大健康问题。特别是在老年人群中，患病率已超过50%。尽管情况严峻，但当前高血压的治疗率仍不足40%，控制率更是低于15%。因此，我们需要避免接触高血压的危险因素，并主动对血压进行干预。

Xiang等从冬虫夏草中分离出一种多糖CSP-1，对自发性高血压大鼠（SHR）具有降压的作用。在对大鼠口服50、100、200mg/kg（bw）CSP-1连续90d后测定小鼠的尾动脉收缩压（SBP）和舒张压（DBP），结果如表8-10所示，冬虫夏草对高血压的治疗效果受治疗时间和剂量影响，随着CSP-1剂量与时间增加，大鼠血压逐渐降低，且中等剂量连续2个月处理后能显著缓解大鼠自发性高血压（$P<0.05$）。在测定小鼠血清中的各项指标含量后发现其机制可能是由于CSP-1能够促进一氧化氮（NO）分泌、抑制内皮缩血管肽1（ET-1）、Ang-Ⅱ、肾上腺素、去甲肾上腺素、C反应蛋白（CRP）和转化生长因子-β1（TGF-β1）的产生。

表8-10　冬虫夏草多糖对大鼠动脉收缩压和舒张压影响　　　　　单位：mmHg

项目	治疗时间/月	空白对照组	模型组（自发性高血压）	冬虫夏草多糖[50 mg/kg（bw）]	冬虫夏草多糖[100 mg/kg（bw）]	冬虫夏草多糖[200 mg/kg（bw）]
收缩压	0	132.1 ± 10.5	175.9 ± 11.4	174.4 ± 9.4	176.2 ± 11.0	175.6 ± 8.9
	1	132.8 ± 11.2	186.3 ± 11.8	171.8 ± 14.3	173.1 ± 17.4	172.3 ± 15.6
	2	135.1 ± 9.5	191.2 ± 13.5	174.2 ± 16.7	168.6 ± 16.8*	162.3 ± 15.4**
	3	137.0 ± 9.8	191.8 ± 15.6	174.3 ± 18.4	165.4 ± 17.4*	161.6 ± 14.8**
舒张压	0	85.3 ± 8.9	145.8 ± 14.3	143.1 ± 12.6	144.0 ± 11.4	146.4 ± 12.9
	1	86.8 ± 11.3	151.1 ± 17.4	138.2 ± 18.1	139.4 ± 18.0	137.6 ± 17.3
	2	83.6 ± 13.6	148.2 ± 15.4	135.1 ± 13.3	128.9 ± 13.8*	126.6 ± 15.2*
	3	86.2 ± 12.4	149.9 ± 14.2	132.8 ± 15.4	128.4 ± 14.7*	121.5 ± 16.0**

注：与阴性对照比较，*表示$P<0.05$；**表示$P<0.01$。

资料来源：Xiang等，2016。

　　而科学研究表明，NO作为血管内皮松弛因子，发挥血管舒张作用，在对抗肾上腺素和去甲肾上腺素的血管收缩作用中起重要作用，NO缺乏通常是高血压疾病发生的一个重要因素。Ang-Ⅱ是血管紧张素系统（RAS）中的主要血管收缩调节剂，可收缩血管收缩和升高血压，改善肾上腺素能神经末梢的去甲肾上腺素分泌，抑制NO的分泌，刺激内皮素的产生，并诱导VEC中的C反应蛋白生成，此外，CRP被认为是与高血压相关的重要血管炎症标志物，TGF-β1被证实是血管平滑肌细胞（VSMC）增殖和高血压发生的诱导剂，C反应蛋白与TGF-β1指标越高，高血压风险也越高。Xiang等的实验发现CSP-1冬虫夏草多糖在90d的口服治疗后，能有效提升小鼠的这些指标，缓解小鼠的高血压症状，具体指标如表8-11所示。

表8-11　冬虫夏草多糖对大鼠各血压相关指标影响

项目	空白对照组	模型组（自发性高血压）	冬虫夏草多糖[50mg/kg（bw）]	冬虫夏草多糖[100mg/kg（bw）]	冬虫夏草多糖[200mg/kg（bw）]
内皮缩血管肽/（ng/L）	103.5±16.7	149.7±18.3	134.3±13.9	128.5±13.4*	118.4±16.6*
肾上腺素/（μg/L）	23.4±3.7	86.3±11.3	78.8±16.7	64.9±15.4*	52.7±12.3**
去甲肾上腺素/（μg/L）	55.3±12.8	66.4±10.4	63.5±14.3	60.0±15.4	54.6±12.8
NO/（μmol/L）	50.3±4.2	35.7±5.1	37.4±5.6	41.7±6.6	43.5±5.3*
肾脏血管紧张素/（ng/mL）	98±12.4	112.5±15.8	104.3±9.9	97.3±14.7	84.6±13.5**
Ang-Ⅱ/（ng/mL）	78.3±11.3	54.3±12.4	59.9±14.5	63.6±12.8	74.6±13.7*
CRP/（μg/L）	267.5±24.7	349.7±28.9	313.3±20.0	300.9±25.2*	287.5±21.3**
TGF-β1/（ng/L）	73.0±10.0	85.5±11.8	84.7±16.8	78.5±15.4	66.6±13.5*

注：与阴性对照比较，*表示$P<0.05$，**表示$P<0.01$。
资料来源：Xiang等，2016。

第四节　小结

　　心脑血管疾病的发生机制涉及多种生物学过程和风险因素，主要包括动脉粥样硬化、血栓形成、高血压、糖尿病、炎症和不良生活方式等。这些因素相互作用，导致心脏和大脑的血管系统发生病变，进而引发如冠状动脉疾病、脑卒中、高血压和心力衰竭等多种疾病。

在心脑血管疾病的治疗和预防方面，冬虫夏草显示出了积极的作用。其含有的多种成分，如冬虫夏草多糖、虫草酸、腺苷和固醇等，能够通过调节血脂、抗血栓形成、抗氧化和抗炎等多靶点干预，对心脑血管疾病起到预防和辅助治疗的效果。因此，心脑血管疾病的发生机制复杂，涉及多种生物学过程和风险因素。冬虫夏草作为一种传统中药材，其在心脑血管疾病预防和治疗方面的潜在价值值得进一步研究和开发。通过合理利用冬虫夏草等天然资源，我们可以在日常生活中加强心脑血管功能的维护，从而降低心脑血管疾病的风险，提高生活质量。

参考文献

［1］ Ahn H Y，Cho H D，Cho Y S. Anti-oxidant and anti-hyperlipidemic effects of cordycepin-rich *Cordyceps militaris* in a Sprague-Dawley rat model of alcohol-induced hyperlipidemia and oxidative stress［J］. Bioresources Bioprocessing，2020，7（1）：1-9.

［2］ An Y，Li Y，Wang X. et al. Cordycepin reduces weight through regulating gut microbiota in high-fat diet-induced obese rats［J］. Lipids Health Dis，2018，17（1）：276.

［3］ Bai X，Tan T Y，Li Y X，et al. The protective effect of *Cordyceps sinensis* extract on cerebral ischemic injury via modulating the mitochondrial respiratory chain and inhibiting the mitochondrial apoptotic pathway［J］. Biomedicine & Pharmacotherapy，2020，124：109834.

［4］ Chen S P，Wang J Q，Fang Q Y，et al. Polysaccharide from natural *Cordyceps sinensis* ameliorated intestinal injury and enhanced antioxidant activity in immunosuppressed mice［J］. Food Hydrocolloids，2019，89：661-667.

［5］ Compare A，Kouloulias V，Apostolos V，et al. WELL. ME-Wellbeing therapy based on real-time personalized mobile architecture，vs.cognitive therapy，to reduce psychological distress and promote healthy lifestyle in cardiovascular disease patients：study protocol for a randomized controlled trial［J］. Trials，2012，13（1）：1-9.

［6］ Hamer M，Kivimaki M，Stamatakis E，et al.Psychological distress as a risk factor for death from cerebrovascular disease［J］. Canadian Medical Association Journal，2012，184（13）：1461-1466.

［7］ Mao Y H，Song F L，Xu Y X，et al. Extraction，characterization，and platelet inhibitory effects of two polysaccharides from the Cs-4 fungus［J］. International Journal of Molecular Sciences，2022，23（20）：12608.

［8］ Wang L J，Sun H L，Yang M A，et al. Bidirectional regulatory effects of *Cordyceps* on arrhythmia：Clinical evaluations and network pharmacology［J］. Frontiers in Pharmacology，2022，13：948173.

［9］ Xiang F X，Lin L M，Hu M，et al.Therapeutic efficacy of a polysaccharide isolated from *Cordyceps sinensis* on hypertensive rats［J］. International Journal of Biological Macromolecules，2016，82：308-314.

［10］白雪. 冬虫夏草提取物对脑微血管内皮细胞拟缺血损伤模型的保护作用及机制研究［D］. 北京：北京中医药大学，2018.

［11］蔡久英，任旭荣，范仲凯，等. 黄芪和冬虫夏草对心脏病左心室舒张功能及血脂的影响［J］. 中国中西医结合急救杂志，2002（3）：174-175.

［12］胡占杰，陈耀章. 冬虫夏草降血糖、降血压、降血脂、抗氧化作用研究进展［J］. 中医研究，2015，28（7）：75-77.

［13］姜微哲，渠凯，朱海波. 冬虫夏草提取物调血脂与抗氧化活性［J］. 中国实验方剂学杂志，2011，17（12）：127-131.

［14］李锋，高兴玉，饶邦复，等. 冬虫夏草提取液对实验性病毒性心肌炎小鼠免疫功能的影响［J］. 细胞与分子免疫学杂志，2006（3）：321-323.

［15］廖玉华，程翔，袁璟. 心血管病免疫学治疗路在何方？［J］. 临床心血管病杂志，2018，34（1）：1-4.

［16］王陇德，彭斌，张鸿祺，等.《中国脑卒中防治报告2020》概要［J］. 中国脑血管病杂志，2022，19（2）：136-144.

［17］吴岚，宋丽君，张春艳，等. 冬虫夏草抗病毒性心肌炎慢性期小鼠心肌纤维化的研究［J］. 临床儿科杂志，2013，31（4）：359-362.

［18］武丽斐. 利用基因芯片技术研究冬虫夏草对缺血性中风机制的探讨［D］. 北京：北京中医药大学，2014.

［19］姚思宇，赵鹏，刘荣珍，等. 虫草多糖降血脂作用的动物试验研究［J］. 中国热带医学，2004（2）：197-198.

［20］臧琬婷，梅余霞，梁运祥. 冬虫夏草固态培养菌丝中纤溶酶的纯化和酶学性质［J］. 微生物学通报，2020，47（2）：562-570.

［21］张莉，周晔，施利琴，等. 冠心病患者免疫功能临床研究［J］. 中国实验诊断学，2013，17（8）：1411-1413.

第九章

冬虫夏草对糖尿病及相关
并发症的辅助治疗作用

第一节　糖尿病的发生机制与疾病分型

一、糖尿病的发生机制

　　糖尿病是一种影响糖、脂肪和蛋白质代谢的代谢性疾病，以胰岛素作用不足或胰岛素抵抗为核心，导致长期血糖水平异常升高。糖尿病的形成涉及遗传、环境因素、生活方式和内分泌调节等多重因素（图9-1）。

（一）胰岛素分泌异常

　　在1型糖尿病中，胰岛β细胞受自身免疫系统破坏，致使胰岛素绝对缺乏。自身免疫反应可能由遗传易感性和环境因素（如病毒感染）触发。胰岛素缺乏导致血糖无法有效进入细胞，造成血糖升高。

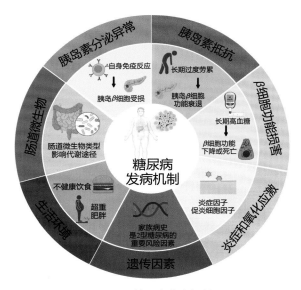

图9-1　糖尿病发生机制

（二）胰岛素抵抗

　　身体组织对胰岛素反应减弱，胰岛素不能有效促进葡萄糖进入细胞，引发血糖升高及胰岛β细胞过度劳累。长期过度劳累可能导致β细胞功能衰退和胰岛素分泌减少。

（三）胰岛β细胞功能损害

　　糖尿病早期，β细胞通过增加胰岛素分泌以补偿胰岛素抵抗，但长期高血糖和脂质代谢异常导致β细胞疲劳、功能下降或细胞死亡。

（四）炎症和氧化应激

慢性低度炎症和氧化应激状态增强胰岛素抵抗，损伤胰岛细胞，促进糖尿病发展。内脏脂肪通过分泌炎症因子和促炎细胞因子，加剧胰岛素抵抗和糖代谢异常。

（五）遗传因素

研究发现多个与糖尿病相关的基因变异，这些变异影响胰岛素分泌、胰岛素作用和葡萄糖代谢。家族病史是2型糖尿病的重要风险因素。

（六）生活环境

不健康饮食、缺乏运动、超重和肥胖是糖尿病的重要风险因素。高热量、高脂肪和高糖食物增加体内脂肪存储，特别是腹部脂肪，与胰岛素抵抗密切相关。缺乏体力活动减少葡萄糖利用和能量消耗，加剧胰岛素抵抗。

（七）肠道微生物

肠道菌群的组成和功能可能影响代谢途径，如短链脂肪酸的产生，这些物质影响胰岛素敏感性和炎症状态。

二、糖尿病的疾病分型

糖尿病的主要特征是高血糖，根据发病机制、特点和阶段的不同，最常见的糖尿病主要分为以下三种病型。

（一）1型糖尿病（T1D）

1型糖尿病通常在儿童和青少年时期发病，但也可在成年后出现。它是一种自身免疫疾病，其特征是免疫系统错误地攻击并破坏胰腺中产生胰岛素的β细胞，导致胰岛素绝对缺乏。没有胰岛素，葡萄糖不能被体细胞吸收利用，导致血糖水平升高。T1D患者需要终身外源性胰岛素治疗来控制血糖。

（二）2型糖尿病（T2D）

2型糖尿病是最常见的糖尿病类型，通常与肥胖、不健康的饮食习惯和缺乏运动相关。T2D的特点是胰岛素抵抗（身体对胰岛素的反应减弱）和胰岛β细胞功能随时间逐渐下降。初期，胰腺可能会增加胰岛素的分泌来补偿抵抗性，但最终可能导致β细胞耗竭。治疗通常包括生活方式改变、口服降糖药和可能的胰岛素治疗。

（三）妊娠糖尿病（GDM）

妊娠糖尿病是指在怀孕期间发生的糖尿病，通常在怀孕中期或晚期被诊断。妊娠期间，体内激素变化可能导致胰岛素抵抗增加。大多数孕妇的胰腺能够产生足够的胰岛素来克服这种抵抗，但有些孕妇的胰腺不能满足这种增加的需求，从而导致血糖升高。GDM不仅影响母亲的健康，也增加了婴儿出生时和未来发展糖尿病的风险。

第二节　冬虫夏草对糖尿病的辅助治疗作用

国内外研究表明，冬虫夏草能预防以及辅助治疗糖尿病，主要是通过降低血糖以及提高体内胰岛素水平的方式实现。

Zhang等发现冬虫夏草中的CSP-1多糖能有效降低由烯糖和链脲佐菌素诱导的糖尿病小鼠的血糖水平，同时可以提高小鼠的胰岛素水平，并且与常见的2型糖尿病口服药托布通胶囊比较治疗效果，发现CSP-1剂量与治疗效果呈现正相关的关系，推测CSP-1的降血糖作用可能与其刺激胰腺释放胰岛素或减少胰岛素代谢有关。在冬虫夏草多糖治疗糖尿病小鼠7d后，结果如表9-1与图9-2所示。

表9-1　冬虫夏草多糖对链脲佐菌素诱导的糖尿病大鼠血糖影响

组别	剂量/ [mg/kg（ bw ）]	血糖/（ mmol/L ）			
		0h	1h	6h	12h
等渗盐水	—	19.55+2.76	20.29+3.33	19.76+3.95	19.60+4.39
冬虫夏草多糖	200	19.46+2.05	15.05+4.34*#	13.80+4.33*#	17.28+1.51#
	400	20.08+1.67	13.10+3.14**###	12.77+3.54**##	15.47+4.76#
妥布通胶囊	80	20.10+1.39	11.20+4.52**##	10.89+4.41**###	15.02+2.81*##

注：与等渗盐水组对照比，*表示$P<0.05$，**表示$P<0.01$；实验第7天（1、6、12h）和第0天（0h）比较，#表示$P<0.05$，##表示$P<0.01$。

El-Ashry等利用链脲佐菌素建模了糖尿病小鼠，并比较了冬虫夏草和冬虫夏草牛磺酸联用以及常见降血糖药格列本脲三者的治疗效果。在21d的灌胃后发现，结果如表9-2所示，冬虫夏草显著增加血清胰岛素、高密度脂蛋白胆固醇、总抗氧化能力水平、β细胞功能百分比和胰腺还原型谷胱甘肽（GSH）含量，并降低了血糖含量。

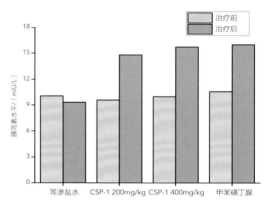

图9-2　冬虫夏草多糖治疗后小鼠胰岛素水平
资料来源：Li等，2006。

表9-2　各组大鼠葡萄糖、胰岛素等含量

参数	正常	糖尿病	格列本脲（ 600µg/ kg ）	冬虫夏草（ 100mg/ kg ）	牛磺酸（ 500mg / kg ）	牛磺酸（500mg/ kg ）+冬虫夏草（ 100mg/kg ）
血糖/（ mg/dL ）	82.59 ± 3.82	253.40 ± 8.18	113.24 ± 8.21	146.48 ± 4.11	131.18 ± 4.09	122.08 ± 1.86
胰岛素/（ µIU/mL ）	4.67 ± 0.22	2.39 ± 0.27	4.00 ± 0.16	3.47 ± 0.20	3.73 ± 0.27	3.84 ± 0.18
β细胞功能/%	87.41 ± 3.44	4.34 ± 0.20	29.32 ± 1.16	15.29 ± 0.80	20.12 ± 1.57	12.84 ± 0.65
果糖胺/（ mmol/L ）	0.96 ± 0.04	3.04 ± 0.07	0.88 ± 0.04	0.91 ± 0.07	1.11 ± 0.09	0.86 ± 0.07

续表

参数	正常	糖尿病	格列本脲（600μg/kg）	冬虫夏草（100mg/kg）	牛磺酸（500mg/kg）	牛磺酸（500mg/kg）+冬虫夏草（100mg/kg）
总胆固醇/（mg/dL）	71.36 ± 4.34	219.88 ± 13.98	84.39 ± 3.33	85.80 ± 1.43	72.89 ± 3.53	62.04 ± 2.39
甘油三酯/（mg/dL）	112.96 ± 2.66	182.14 ± 9.15	71.27 ± 3.98	97.1 ± 8.40	69.23 ± 2.55	69.48 ± 2.80
高密度脂蛋白/（mg/dL）	31.31 ± 2.41	16.44 ± 1.68	67.60 ± 3.04	20.47 ± 163	69.40 ± 4.00	27.80 ± 1.86
总抗氧化能力/（mmol/L）	1.59 ± 0.11	0.53 ± 0.04	0.84 ± 0.07	1.59 ± 0.09	1.15 ± 0.07	1.66 ± 0.11
丙二醛/（mmol/g组织）	9.54 ± 0.29	12.34 ± 0.29	11.38 ± 0.22	9.43 ± 0.29	8.94 ± 0.22	5.18 ± 0.25
谷胱甘肽/（mmol/g组织）	159.87 ± 3.67	66.32 ± 3.18	106.65 ± 3.62	136.91 ± 3.58	69.48 ± 3.24	113.34 ± 3.62

资料来源：El-Ashry等，2012。

通过对大鼠胰腺的解剖，观察胰腺组织病理学变化，发现糖尿病大鼠存在严重的胰岛破坏、充血、淋巴细胞浸润和血管退行性改变，β细胞数量减少，胰腺腺泡和胰管正常，而冬虫夏草、格列苯脲和牛磺酸治疗组均有缓解，如图9-3所示，图9-3（1）显示正常大鼠的胰腺组织正常，包括胰岛，胰腺腺泡和胰管，图9-3（2）显示糖尿病大鼠的胰腺，胰岛破坏，大小缩小和淋巴细胞浸润，图9-3（3）表示用格列本脲治疗的糖尿病大鼠的胰腺显示轻度胰岛破坏，图9-3（4）显示用冬虫夏草治疗的糖尿病大鼠的胰腺，胰岛被破坏。图9-3（5）显示用牛磺酸处理的糖尿病大鼠的胰腺，胰岛轻度破坏和胰岛大小减小。图9-3（6）代表冬虫夏草和牛磺酸组合处理的大鼠的胰腺，显示出轻度胰岛破坏和单核细胞浸润。依据病理学检测进行评分，结果如表9-3所示。

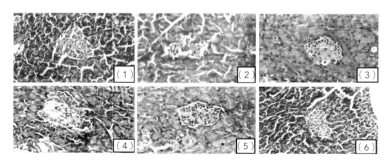

图9-3　21d治疗后HE染色下大鼠胰腺组织病理学检查

资料来源：El-Ashry等，2012。

表9-3　各组大鼠21d治疗后组织病理学变化评分

组织病理学表现	正常	糖尿病患者	格列本脲（600μg/kg）	冬虫夏草（100mg/kg）	牛磺酸（500mg/kg）	牛磺酸（500mg/kg）+冬虫夏草（100mg/kg）
胰岛破坏	—	++++	+	++	+	+
减少胰岛尺寸	—	++++	+	+	+	−
淋巴细胞浸润	—	++++	++	+	+	++
拥塞	—	++++	+	−	++	
坏死	—	++++	+		+	+
血管退行性改变	—	++++			++	

注：评分：（−）无；（+）轻度；（++）中等；（+++）严重，（++++）极度严重。
资料来源：El-Ashry等，2012。

第三节　冬虫夏草对糖尿病肾病的辅助治疗作用

糖尿病肾病（DN）作为糖尿病患者常见的并发症之一，与复杂的代谢紊乱有着密切关联，主要症状包括水肿、蛋白尿、高血压和肾衰竭等。糖尿病肾病一旦发展到终末期肾脏病阶段，治疗将面临极大挑战。因此，早期采取有效预防措施对于控制糖尿病肾病至关重要。冬虫夏草，因其滋补肾脏、益肺功效而被视为中国极为珍贵的草药。近年来，冬虫夏草因其药用价值而受到广泛瞩目，常被称为"百药之王"，在医学界得到了广泛应用。尤其在糖尿病肾病的预防与治疗方面，冬虫夏草显示出极大的治疗潜力（图9-4）。研究发现，冬虫夏草能调节血糖和血脂水平，改善糖尿病患者的代谢状况，进而减轻肾脏的压力。

有研究对冬虫夏草对糖尿病肾病大鼠肾小管细胞中AMPK/mTOR（单磷酸腺苷激活的蛋白激酶/哺乳动物雷帕霉素靶蛋白）信号传导途径的影响进行研究。通过注射链脲佐菌素诱导糖尿病模型，实验组给予冬虫夏草灌胃，对照组和模型组给予同剂量生理盐水灌胃，如图9-5所示，冬虫夏草可能通过调节AMPK/mTOR信号通路来降低糖尿病肾病大鼠的生化指标，缓解肾小管损伤和肾小管上皮细胞凋亡，且具有调节肾小管

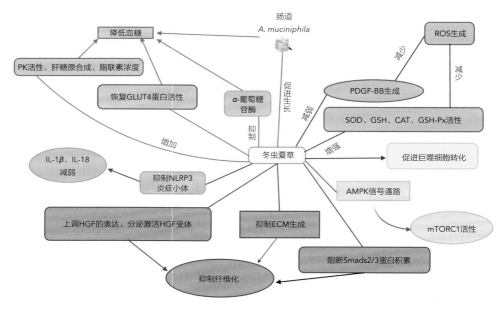

图9-4　冬虫夏草治疗糖尿病肾病

注：HGF：肝细胞生长因子；PK：丙酮酸激酶；PDGF-BB：血小板衍生生长因子-BB；GSH-Px：谷胱甘肽过氧化物酶；
ECM：细胞外基质；mTORC1：雷帕霉素靶蛋白复合物1；GLUT4：葡萄糖转运蛋白4；IL-1β：白介素-1β。
资料来源：马佳颖等，2014。

上皮细胞中的自噬相关信号通路的作用。

在实验室研究中，冬虫夏草的提取物和活性成分已经显示出对肾脏保护作用的潜力。这些研究结果为进一步开发冬虫夏草作为糖尿病肾病的预防和治疗药物提供了基础。目前，已有众多研究利用发酵虫草菌粉对糖尿病肾病患者进行临床治疗，常与紧张素转化酶抑制剂（ACEI）/血管紧张素Ⅱ受体阻滞剂（ARB）联用。有研究对经发酵虫草菌粉联合ACEI/ARB治疗的48项研究的治疗效果进行了系统评价，表明发酵虫草

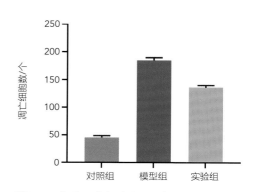

图9-5　冬虫夏草组（实验组）与对照组和模型组凋亡细胞数比较

资料来源：徐喆等，2018。

菌粉联合ACEI/ARB治疗糖尿病肾病较单纯ACEI/ARB治疗更有效，值得临床推广使用。

对一种有效成分为冬虫夏草的药物在早期糖尿病肾病治疗中的价值进行临床研究，从早期糖尿病肾病患56例中随机选出28例单纯基础降糖加西药治疗（对照组），另外28

例给予基础降糖加西药联合有效成分为蝙蝠蛾拟青霉菌丝体的冬虫夏草药物治疗（治疗组），两组患者均进行3个疗程总计12周的治疗。如表9-4所示，治疗组患者在肾功能指标、血糖控制情况方面均有明显好转。该研究表明，在早期糖尿病肾病（DKD）的治疗中加用一种有效成分为冬虫夏草的药物，可以有效改善肾功能，无明显不良反应。

表9-4　冬虫夏草药物联合西药治疗组与西药治疗组患者治疗前后血糖及肾功能情况

组别	时间	FPG/ （mmol/L）	餐后2h血糖/ （mmol/L）	HbA1c/ %	Scr/ （μmol/L）	BUN/ （mmol/L）	尿ACR/ （mg/g）
西药治疗组	0周	10.42 ± 3.30	12.74 ± 3.66	8.92 ± 1.63	165.72 ± 39.84	13.22 ± 1.86	90.11 ± 44.87
	12周	7.59 ± 0.82	8.31 ± 1.60	6.87 ± 1.06	112.68 ± 35.17	10.65 ± 1.41	68.24 ± 25.39
冬虫夏草药物+西药治疗组	0周	10.39 ± 3.09	12.19 ± 3.37	9.65 ± 1.88	158.24 ± 40.35	12.79 ± 2.53	92.28 ± 59.76
	12周	6.31 ± 0.79	7.90 ± 1.38	6.52 ± 1.31	98.87 ± 32.16	7.69 ± 1.60	46.15 ± 25.49

注：FPG：空腹血糖；HbA1c：糖化血糖蛋白；Scr：血肌酐；BUN：血尿素氮；尿ACR：尿白蛋白肌酐比值。
资料来源：高洁等，2021。

　　临床上采用一种有效成分为冬虫夏草的药物和坎地沙坦酯片对早期糖尿病肾病患者进行联合治疗，将62例患者分为对照组和观察组，每组各31例。对照组单一使用坎地沙坦酯片治疗，观察组则在其基础上加入一种有效成分为蝙蝠蛾拟青霉菌丝体的冬虫夏草药物进行治疗。比较两组24h尿蛋白定量、尿白蛋白排泄率、血肌酐、血尿素氮、血清钾（K^+）、内生肌酐清除率（Ccr）。治疗后，如表9-5所示，观察组24 h尿蛋白显著低于对照组，肾功能显著改善。该研究表明，坎地沙坦酯片与有效成分为冬虫夏草的药物应用于早期DN治疗，能够有效改善患者的肾功能，控制尿蛋白排泄，具有明显的临床效果，值得进一步推广使用。

表9-5　冬虫夏草药物联合坎地沙坦酯片组与坎地沙坦酯片组患者尿蛋白情况比较

组别	24h尿蛋白定量/（g/24h）		UAER/（μg/min）	
	治疗前	治疗后	治疗前	治疗后
坎地沙坦酯片组	0.46	0.32	114.54	76.42
冬虫夏草药物+坎地 沙坦酯片组	0.51	0.14	115.10	64.37

资料来源：于洪娟，2022。

　　以一种有效成分为冬虫夏草的药物联合厄贝沙坦对糖尿病肾病患者进行治疗和临床观察。收集早期DN患者110例，采用抽签法将患者分为联合组和厄贝沙坦组，各55例。厄贝沙坦组给予口服厄贝沙坦治疗，联合组在厄贝沙坦组基础上加虫草药物治疗。对比2组治疗前后的血液流变学指标［血浆黏度（PV）、全血高切黏度（HBV）、纤维蛋白原（Fg）］、肾功能指标［Ccr、白蛋白与肌酐比值（ACR）］的变化及临床疗效。如表9-6所示，联合组总有效率较厄贝沙坦组明显提高，治疗后，联合组PV、HBV、Fg、ACR水平均明显低于厄贝沙坦组，Ccr明显高于厄贝沙坦组。结果表明，有效成分为冬虫夏草的药物联合厄贝沙坦治疗DN可有效改善患者的血液流变学，减轻炎症水平，改善肾功能，提高临床效果。

表9-6　冬虫夏草药物联合厄贝沙坦组与厄贝沙坦组糖尿病肾病患者临床疗效对比

组别	例数/例	显效/例	有效/例	无效/例	总有效率/%
冬虫夏草药物+厄贝沙坦组	55	18	36	1	98.2
厄贝沙坦组	55	15	25	15	72.7

资料来源：徐立娜，2023。

　　临床上以60例早期糖尿病肾病患者为研究对象，对照组患者（30例）使用氯沙坦钾片治疗，观察组患者（30例）在上述基础上使用一种有效成分为冬虫夏草的药物治疗。治疗后两组患者的24h尿蛋白定量、血肌酐、糖化血红蛋白、甘油三酯、总胆固醇、血清白蛋白水平均优于治疗前（表9-7），表明有效成分为虫草的药物与西医联合治疗早期糖尿病肾病可有效改善临床相关指标水平，减轻对肾功能的损伤。

表9-7　冬虫夏草联合氯沙坦钾组与氯沙坦钾组患者临床相关指标水平比较

指标	虫草+氯沙坦钾组		氯沙坦钾组	
	治疗前	治疗后	治疗前	治疗后
24h尿蛋白定量/（mg/24h）	6.13	2.92	6.18	3.50
血肌酐/（μmmol/L）	140.56	89.66	141.12	90.22
糖化血红蛋白/%	7.31	5.56	7.20	6.34
甘油三酯/（mmol/L）	3.46	1.90	3.50	2.25

续表

指标	虫草+氯沙坦钾组		氯沙坦钾组	
	治疗前	治疗后	治疗前	治疗后
总胆固醇/（mmol/L）	8.70	5.68	8.62	6.87
血清白蛋白/（g/L）	21.06	34.71	21.11	29.37

资料来源：刘娇等，2020。

第四节　小结

　　糖尿病是一种复杂的代谢性疾病，主要特征是血糖水平异常升高，其发生机制涉及胰岛素分泌异常、胰岛素抵抗、β细胞功能损害、炎症和氧化应激、遗传因素及不健康的生活环境等多个方面。糖尿病主要分为1型糖尿病、2型糖尿病和妊娠糖尿病三种类型。近年来，冬虫夏草作为一种传统中草药，在辅助治疗糖尿病方面显示出积极的效果。研究指出，冬虫夏草中的活性成分如CSP-1多糖能有效降低血糖并提高胰岛素水平，同时对糖尿病肾病等并发症具有潜在的治疗作用。通过与现代药物如ACEI/ARB联用，冬虫夏草在改善肾功能和控制糖尿病肾病方面表现出更好的临床效果。尽管如此，冬虫夏草的临床应用仍需更多研究来验证其安全性和长期效果。

参考文献

［1］ El-Ashry F E Z Z，Mahmoud M F，El-Maraghy N N，et al.Effect of *Cordyceps sinensis* and taurine either alone or in combination on streptozotocin induced diabetes［J］. Food and Chemical Toxicology，2012，50（3）：1159-1165.

［2］ Li S P，Zhang G H，Zeng Q，et al. Hypoglycemic activity of polysaccharide，with antioxidation，isolated from cultured *Cordyceps mycelia*［J］. Phytomedicine，2006，13（6）：428-433.

［3］ Matsuyama-Yokono A，Tahara A，Nakano R，et al.Antidiabetic effects of dipeptidyl peptidase-Ⅳ inhibitors and sulfonylureas in streptozotoein-nieotinamide induced mildly diabetic miee［J］. Metabolism，2009，58（3）：379-386.

［4］毕津州，马素贞. 金水宝辅助治疗Ⅱ型糖尿病疗效观察［J］. 实用中西医结合杂志，1996（6）：374-375.

［5］高洁，方朝晖，刘剑，等. 金水宝片治疗早期糖尿病肾病临床观察［J］. 中医药临床杂志，2021，33（8）：1552-1555.

［6］国际糖尿病联盟. 国际糖尿病联盟（IDF）糖尿病地图［M］. 10版. 国际糖尿病联盟，2021.

［7］刘娇，简辉. 金水宝胶囊联合西医治疗早期糖尿病肾病的临床效果［J］. 当代医学，2020，26（30）：91-93.

［8］马佳颖，杨小慧，彭苗，等. 冬虫夏草治疗糖尿病肾病的药理机制研究进展［J/OL］. 辽宁中医药大学学报：1-12［2024-03-13］.

［9］邢磊，邢文文，张澍鸿. 基于网络药理学探讨冬虫夏草治疗糖尿病肾病的作用机制［J］. 中国疗养医学，2022，31（4）：358-363.

［10］徐立娜. 金水宝胶囊联合厄贝沙坦治疗糖尿病肾病临床观察［J］. 中国中医药现代远程教育，2023，21（3）：129-131.

［11］徐喆，赵凯，李志军. 冬虫夏草对糖尿病肾病大鼠肾小管细胞中AMPK/mTOR信号传导途径的影响［J］. 中国现代医学杂志，2018，28（3）：1-5.

［12］叶良平，陆璐，王善如，等. 冬虫夏草提取物对模型大鼠血糖及氧化应激的影响［J］. 中国中医药信息杂志，2012（12）：40-42.

［13］于洪娟. 金水宝胶囊联合坎地沙坦酯片在早期糖尿病肾病治疗中的应用效果［J］. 中国现代医生，2022，60（5）：34-37.

［14］中国2型糖尿病防治指南（2020年版）（上）［J］. 中国实用内科杂志，2021，41（8）：668-695.

［15］周熙谟，顾霜，夏宇，等. 发酵虫草菌粉联合ACEI/ARB治疗糖尿病肾病的系统评价［J］. 中国实验方剂学杂志，2021，27（18）：169-175.

第十章

冬虫夏草的调理气血功效

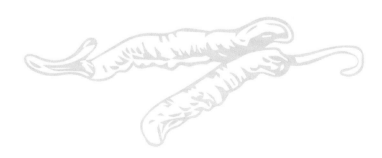

第一节　气血的理论基础

一、运输营养物质

气血津液是腑脏、经络进行生理活动的基础，通过循环系统将营养物质运输到各个组织和器官，维持人体正常的生理功能。血的生成依赖于水谷精气，即人体摄入的食物和水分在脾、心和肺的作用下转化成血，血液在脉中循环运行，为身体的生长发育提供营养和滋润作用。

二、维持人体生命活动

气血可以维持正常的代谢，促进血液循环、调节内分泌功能和维持神经系统的稳定。当气血充盈、流通顺畅时，人的心神得以濡养，表现为思维敏捷、神志清晰、精神充足、情绪稳定等神志功能的正常状态。

三、免疫抵御功能

充沛流畅的气血有助于增强免疫力，提高抗病能力。中医认为正气是抵御外邪的关键，如《内经》所言："真气从之，精神内守，病安从来"，表明体内旺盛的正气能防御外在的病原入侵，维护健康。气血充沛则促进免疫系统的正常运作，增强机体抵抗外邪的能力。

综上所述，气血对人体的作用是多方面的，不仅协调脏腑功能，还具备滋润营养、维持代谢和反映身体的状态等重要作用，因此保持气血的平衡和充足是维护健康的关键。

第二节　冬虫夏草调理气血的功效与机制

冬虫夏草作为一种常用的补益中药材，具有悠久的药用历史，被誉为"滋阴补阳药"。冬虫夏草含有丰富的营养物质和生物活性成分，其活性成分包括冬虫夏草多糖、核苷类物质、固醇类物质、氨基酸、有机酸和维生素等，为发挥滋补效果提供了物质基础。《本草纲目拾遗》中提到："味甘性温，秘精益气，功与人参同"。冬虫夏草对人体调理气血的功效主要表现在促进造血、活血化瘀和补益精气等方面。

一、促进造血

人体的造血系统负责制造血液，主要由造血器官和造血细胞构成。造血系统在人体中发挥着多种功能，包括运输营养物质、执行免疫功能、止血并促进伤口愈合等，是维护身体健康和进行生命活动的关键系统。而血是循行于脉中富有营养的红色液态物质，《灵枢·营卫生会》就有记载："中焦亦并胃中，出上焦之后，此所受气者，泌糟粕，蒸津液，化其精微，上注于肺脉乃化而为血。"

冬虫夏草具有增强骨髓生成血小板、红细胞和白细胞的能力，有助于改善贫血状况。现代药理研究发现，冬虫夏草可有效降低三尖杉酯碱等药物对造血功能的负面影响，促进小鼠骨髓的造血功能，小鼠脾巨核细胞增殖，血液中血小板含量升高。因此冬虫夏草还能够作为辅助治疗恶性肿瘤的天然药材，减轻放、化疗导致的血细胞减少的副作用。

虫草素作为冬虫夏草中具有抗菌活性的核苷类成分，具有促进血小板生成和增强骨髓造血的功能。董佳亮通过观察虫草素对骨髓抑制小鼠体征、外周血细胞数量和股骨中骨髓有核细胞数量的变化，探讨了虫草素对由环磷酰胺（一种化疗药物）导致的骨髓抑制小鼠的作用效果。与骨髓抑制组小鼠对比，虫草素组小鼠的外周血白细胞数、血小板和白细胞中的着丝粒蛋白B（CENP-B）表达量都有着不同程度的回升（表10-1、表10-2），小鼠外在表现为饮食逐渐正常、体重增长速度加快、行动日趋活跃、血尿情况消失，表明虫草素对由骨髓抑制造成造血干细胞和造血细胞生长因子的损伤具有一定的治疗作用。该研究为虫草素治疗骨髓抑制的临床应用提供了初步的理论基础。

表10-1　各组小鼠外周血细胞及骨髓有核细胞的数量

组别	白细胞/ （10^9个/L）	红细胞/ （10^{12}个/L）	血小板/ （10^{12}个/L）	骨髓有核细胞/ （10^7个/根股骨）
空白对照组	6.89 ± 1.34	9.43 ± 0.96	1.25 ± 0.26	1.47 ± 0.18
骨髓抑制模型组	2.56 ± 0.97^a	7.55 ± 1.23^a	0.92 ± 0.29^a	0.81 ± 0.11^a
虫草素干预组	5.72 ± 1.11^b	8.10 ± 1.05	1.01 ± 0.21^b	1.22 ± 0.24^b

注：a表示与空白对照组相比$P<0.05$；b表示与骨髓抑制模型组相比$P<0.05$。
资料来源：董佳亮，2015。

表10-2　样品中着丝粒蛋白B的相对含量

组别	着丝粒蛋白B相对含量
空白对照组	0.83 ± 0.14
骨髓抑制模型组	0.31 ± 0.11[a]
虫草素干预组	0.67 ± 0.19[b]

注：a表示与空白对照组相比$P<0.05$；b表示与骨髓抑制模型组相比$P<0.05$。
资料来源：董佳亮，2015。

　　冬虫夏草包含的活性成分中，冬虫夏草多糖含量较高且具有显著的免疫调节作用。服用冬虫夏草后可增强机体自身免疫力，快速愈合伤口，起到良好的止血作用，因此天然冬虫夏草也可作为产后体虚者、病后体弱者的调补药食佳品。陈道明等采集西藏的冬虫夏草并探究天然冬虫夏草和人工虫草菌丝对血小板生成的影响。研究结果显示服用冬虫夏草后小鼠血小板生成数值明显增加（表10-3），此外还观察到天然冬虫夏草组小鼠的血小板超微结构中胞浆结构丰富、致密小管系统较为发达，脾巨核细胞增殖并成熟。该研究结果为天然冬虫夏草应用于临床治疗再生障碍性贫血或血小板减少等血液疾病提供了可靠依据。

表10-3　虫草两制剂给药前后小鼠心血血小板数$10^4/mm^3$的变化

组别	肌肉注射（7d）			
	鼠数/只	给药前	给药后	P
天然虫草	23	87.98 ± 14.42	119.57 ± 21.21	<0.001
虫草菌丝	23	82.96 ± 18.82	116.89 ± 27.79	<0.001
对照	24	85.73 ± 12.28	89.98 ± 16.83	>0.05

注：$P<0.01$表示虫草两制剂组小鼠的血小板数较给药前明显增高；$P>0.05$表示对照组小鼠血小板数给药前后未见明显变化。
资料来源：陈道明等，1986。

　　相关研究发现，冬虫夏草水煮醇提液能增加多能造血干细胞的产率，并促进小鼠骨髓粒-单系造血祖细胞增殖，对造血功能具有广泛的调节和促进作用。徐曦等采用从四川取得的天然冬虫夏草并经过免疫学测定和对造血功能的测试实验，结果显示多能造血干细胞（CFU-S）的产率显著提高，自杀率的结果表示冬虫夏草可改变小鼠骨髓多能造血干细胞的周期状态（表10-4），表明天然冬虫夏草能促进造血细胞的增殖，保护机体免受或少受一些细胞毒剂和免疫抑制剂等对造血系统和免疫系统的伤害，对造血功能具有较为广泛的调节和促进功效。徐仁和等使用四川产天然冬虫夏草进行醇提后得到的结晶制剂，也同样证实了冬虫夏草对多能造血干细胞增殖具有促进作用。

表10-4 虫草结晶体内给药对小鼠多能造血干细胞产率及自杀率的影响

实验次数	组别	脾结节数		自杀率/%
		CFU-S产率（不加Ara-c）/%	CFU-S产率（加用Ara-c）/%	
1	对照（NS）	7.8±2.8	6.8±2.0	12.8
	Cs-Cr组	10.2±2.7[a]	6.6±2.7	35.3
2	对照（NS）	9.0±2.3	7.8±2.3	13.3
	Cs-Cr组	11.5±2.7[b]	7.6±2.6	33.9

注：CFU-S表示多能造血干细胞；Ara-c表示阿糖胞苷（一种抗癌药物）；a，b：Cs-Cr组产率较NS组平均增高22.6%，$P<0.05$。
资料来源：徐曦等，1995。

二、活血化瘀

现代药理研究表明，天然冬虫夏草除了具有保肺益肾、抗心律不齐的功能之外，还能促进血管扩张、改善血液循环，被视为十分珍贵的保健养生品，并且在辅助治疗心脑血管疾病中具有潜在的应用。血液循环不畅时心血管病患者容易出现头晕、头痛、记忆力减退、言语不清等症状，当服用冬虫夏草后，可以促进血液循环，改善脑部供血，从而缓解这些症状。

三、补益精气

气血作为人体营养的基础，当其充沛流畅才会发挥滋养的作用。中医学理论认为，气血相互依存，相互促进。在气血二者的关系中，气起着主导的作用。唐宗海的《血证论·吐血》提及："气为血之帅，血随之而运行；血为气之守，气得之而静谧"。《寿世保元》中也记载："盖气者血之帅也，气行则血行，气止则血止"。在气血津液充盈、正气旺盛时，人体内的脏腑功能协调、免疫状态良好，能有效防御外界病原和预防自身免疫疾病，确保身体的稳定。如皮肤屏障发挥其正常的功能时依赖于

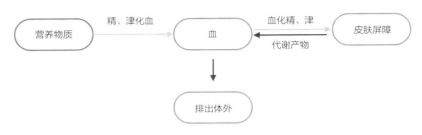

图10-1　皮肤屏障功能的实现

血的养分供给（图10-1），而血又通过气的推动和统摄作用完成对皮肤营养的供给与代谢物质的转运，维持皮肤屏障功能的稳定。

　　冬虫夏草阴阳双补益精气，养护人体内的正气，而"补气就是行血"。《药性考》中描述冬虫夏草"得阴阳之气全也，秘精益气，专补命门，治诸虚百损"，强调了其在阴阳双补益精气、养护人体的正气方面的独特价值。冬虫夏草被中医视为甘温之品，对气虚和血虚的治疗效果尤为显著，适用于虚喘、咯血、自汗、盗汗等虚症。早在清代，《张聿青医案》已经记录了冬虫夏草在治疗虚损症状中的广泛应用；清代邵兰荪撰写《邵兰荪医案》在治疗虚劳症时也大量使用冬虫夏草。

第三节　小结

　　综上所述，气血作为人体营养的基础，能够运输营养物质、维持生命活动和促进免疫抵御功能等，对于维持人体的健康和正常功能至关重要，在日常生活中保持气血的平衡和充足是关键。而冬虫夏草作为一种有效的中药材，可通过其有益成分在促进造血、活血化瘀和补益精气等方面发挥重要的滋补功效，对人体的气血具有全面的调理作用，不仅能够促进血液的生成和循环，还能够增强免疫力，提高机体的健康水平。因此，冬虫夏草在中医治疗保健中被广泛应用，是极具价值的天然药材。

参考文献

［1］ Siu K M，Duncan H F，Chiu P Y，et al. Pharmacological basis of'Yin-nourishing'
　　　and'Yang-invigorating'actions of *Cordyceps*，a Chinese tonifying herb［J］. Life
　　　Sciences，2004，76（4）：385-395.

［2］ 陈道明，张淑兰，于志洁，等. 冬虫夏草及人工虫草菌丝对小鼠血小板生成的影响
　　　［J］. 海军医学，1986（A1）：49-52.

［3］ 曹敏丽，卢路瑶，朱秀委. 微环境对造血系统的调控作用研究［J］. 科技视界，2018
　　　（28）：254-256.

［4］ 程宏霞，田红伟，展筱林. 冬虫夏草药理作用研究进展［J］. 中医药导报，2005（10）：
　　　86-88.

［5］ 常章富，高增平.《走近中药　冬虫夏草》［M］. 北京：北京科学技术出版社，2002.

［6］ 董佳亮. 虫草素对骨髓抑制治疗作用的初步研究［D］. 锦州：辽宁医学院，2015.

［7］ 韩晓伟，马贤德，关洪全. 中医"气血津液"学说与现代免疫学思想［J］. 中华中医药
　　　学刊，2009，27（7）：1380-1381.

［8］ 李艺，张艳，孙晓宁. 基于"气血理论"探讨冠脉微循环障碍病机及治法［J］. 西部中
　　　医药，2023，36（11）：120-123.

［9］ 李果，左冠超，齐鸣，等. 浅述"气血流通即是补"在内治法中的作用［J］. 亚太传统
　　　医药，2016，12（4）：82-83.

［10］柳赛赛，白彦萍. 基于精气血津液理论的皮肤屏障损伤与修复［J］. 世界中医药，
　　　2024，19（2）：196-199.

［11］梅全喜，李文佳. 鲜冬虫夏草的应用与研究［M］. 北京：中国中医药出版社，2019.

［12］蒲昭和. 冬虫夏草：治病良药补虚佳品［J］. 中南药学（用药与健康），2016（5）：
　　　54.

［13］秦双红，李晓娟，张旭升，等. 基于"气血理论"探讨补阳还五汤在治疗糖尿病周围神
　　　经病变中的作用机制［J］. 中医临床研究，2023，15（27）：89-91.

［14］秦中朋，赵凰宏，詹向红. 怒伤肝理论现代研究进展［J］. 中国中医药现代远程教育，
　　　2020，18（7）：121-124.

［15］王剑. 阿朴酯安全性及对小鼠骨髓造血与体液免疫功能的影响［D］. 贵阳：贵州大学，
　　　2022.

［16］萧潇. 你的气血足么？［J］. 人人健康，2015（22）：62-63.

［17］徐曦，陈国桢. 冬虫夏草对免疫及造血功能影响的实验研究［J］. 湖南医学，1995，12
　　　（4）：202-205.

［18］徐仁和，陈国桢．冬虫夏草对小鼠造血干细胞的影响［J］．湖南医科大学学报，1990，15（1）：48-51.

［19］杨建鑫．虫草多糖对X射线辐射损伤小鼠的保护作用研究［D］．西宁：青海大学，2020.

［20］园丁．神奇的滋补中药——冬虫夏草［J］．药物与人（科普版），2006，19（2）：64-65.

［21］张超阳，冯馨然，闫康，等．从气血与经络探讨腹式呼吸训练对认知功能的改善作用［J］．北京中医药大学学报，2023，46（1）：106-109.

［22］赵华．浅谈冬虫夏草药理作用及食用方法［C］．中华中医药学会．中华中医药学会2013年药房管理分会学术年会论文汇编．2013：4.

第十一章

冬虫夏草的抗疲劳与免疫调节作用

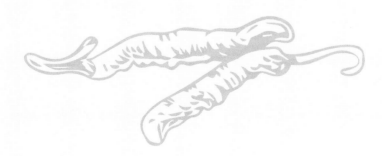

第一节 疲劳与免疫疾病的发生机制与疾病分型

一、疲劳与免疫疾病的发生机制

（一）疲劳的发生机制

1. 身体负荷和活动强度

长时间的体力活动、剧烈的运动或劳动负荷过重会导致身体疲劳。身体疲劳可能是由于肌肉疲劳、能量消耗过多或代谢物积累等因素引起的。

2. 心理压力和情绪状态

工作压力、学习压力、情绪波动等心理因素会导致心理疲劳。长期的心理压力可能导致疲劳的发展和加重，因为持续的紧张和焦虑状态会消耗身体和心理能量；不同的情绪状态，如愉快、悲伤、焦虑等，可以对疲劳产生不同的影响。

3. 睡眠不足和睡眠质量差

睡眠不足和睡眠质量差会导致身体无法得到充分的休息和恢复，从而增加疲劳的发生。睡眠是身体恢复和修复的重要过程，不良的睡眠习惯会加重疲劳感。

4. 营养不良和水分不足

缺乏必要的营养物质，如维生素、矿物质和蛋白质，饮食不均衡以及水分不足会影响身体的能量供应和代谢功能，导致疲劳感增加。

5. 慢性疾病和健康问题

慢性疾病如心血管疾病、糖尿病、贫血、甲状腺问题等会引起持久的疲劳感。某些药物，如抗抑郁药、抗过敏药、镇静剂等，也可能产生疲劳感。身体的健康问题和慢性疾病会消耗体力和精力，增加疲劳的发生。

6. 环境因素

环境因素如噪声、温度、相对湿度等也会对疲劳产生影响。恶劣的工作环境或生活环境会增加疲劳感。

7. 生活方式
每个人的体质和生活方式不同，对疲劳的敏感程度也会有所差异。个体差异、生活习惯和工作方式等因素会影响疲劳的产生和程度。

（二）免疫疾病的发生机制

免疫疾病的发病机制是多方面的，涉及免疫系统内在的调节机制、遗传背景、环境互作和微生物群等多种因素，主要包括以下几项机制。

1. 免疫耐受故障
正常情况下，免疫系统识别并容忍自身组织，防止自我攻击。免疫耐受故障可引起自身免疫反应，错误地将自体组织或细胞视为外来物，引发炎症和组织损伤。

2. 免疫调节失衡
免疫系统维持平衡依赖各类免疫细胞和因子，如促炎和抗炎细胞。平衡失调可能导致慢性炎症或免疫介导疾病。Th1/Th2、Th17与调节性T细胞（Treg）间的失衡可引发自身免疫或过敏性疾病。

3. 免疫交叉反应
某些体内分子与病原体成分结构相似，导致免疫系统错误攻击自体组织。这种交叉反应可触发自身免疫疾病。

4. 免疫记忆和慢性炎症
免疫记忆功能使免疫系统对先前抗原快速响应。但在某些情况下，记忆响应可能导致持续炎症状态，尤其是在免疫系统持续暴露于特定抗原或炎症刺激下。

5. 环境因素
病原体感染、化学物质暴露、饮食和生活方式等环境因素可能触发或加剧免疫疾病。特定病毒或细菌感染可能触发自身免疫疾病，烟草烟雾等污染物可能加剧炎症。

二、疲劳与免疫疾病的疾病分型

（一）疲劳的疾病分型

疲劳的常见症状如图11-1所示。

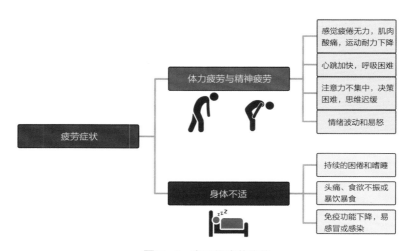

图11-1 常见的疲劳症状

（二）免疫疾病的疾病分型

1. 自身免疫疾病

自身免疫疾病中，免疫系统错误地识别并攻击自身的组织或细胞。它们分为器官特异性和系统性两种。器官特异性自身免疫疾病如1型糖尿病和甲状腺炎，分别影响胰腺和甲状腺。而系统性自身免疫疾病，如系统性红斑狼疮（SLE）和类风湿关节炎（RA），则影响全身多个系统和器官。

2. 过敏性疾病

过敏性疾病由免疫系统对外界通常无害的物质（过敏原）作出过强反应引起。例如，哮喘主要影响气道，导致气道炎症和狭窄；过敏性鼻炎影响鼻子和眼睛，导致打喷嚏、鼻塞、流涕和眼睛瘙痒；食物过敏涉及对特定食物成分的反应，可能引起消化道症状、皮疹或更严重的过敏反应。

3．免疫缺陷疾病

这类疾病包括先天性免疫缺陷和获得性免疫缺陷，涉及免疫系统部分或全部功能的缺失。先天性免疫缺陷如严重联合免疫缺陷（SCID）通常由遗传因素引起，而获得性免疫缺陷如人类获得性免疫缺陷综合征（HIV/AIDS）由特定病原体感染导致。

4．自身炎症性疾病

这类疾病涉及免疫系统介导的慢性炎症反应，但并非针对特定自体抗原。如炎性肠病（包括克罗恩病和溃疡性结肠炎）就是一种自身炎症性疾病，影响消化道。

5．移植免疫反应

移植免疫反应包括移植物抗宿主病（GVHD）和器官排斥反应，这些疾病发生在器官或组织移植后。GVHD发生在造血干细胞移植后，移植的免疫细胞攻击接受者的组织。器官排斥反应是指接受者的免疫系统攻击移植的器官或组织。

免疫系统的三道防线如表11-1所示。

表11-1　免疫系统的三道防线

三道防线	组成	功能	举例	特点	形成时间	免疫类型
第一道防线	皮肤	阻挡、杀灭、清扫病菌	（1）皮肤表面的油脂和汗液抑制微生物生长；（2）口腔、鼻腔、眼睛、呼吸道、消化道和泌尿道等开口部位的黏膜通过分泌黏液来阻止病原体的入侵	作用范围广，针对多种病原体	生来就有的，先天性的	非特异性免疫（又称先天性免疫）
	黏膜					
第二道防线	杀菌物质	溶解、吞噬病菌	（1）唾液中的溶菌酶；（2）巨噬细胞可以吞噬和消化病原体			
	吞噬细胞					
第三道防线	免疫器官（胸腺、淋巴结和脾脏等）	产生抗体、消灭病菌	麻疹病毒侵入人体后，人体内的淋巴细胞产生抗体	针对某一特定的病原体或异物	出生以后才产生的	特异性免疫（又称后天免疫）
	免疫细胞（淋巴细胞）					

第二节　冬虫夏草的抗疲劳与免疫调节作用

一、冬虫夏草抗疲劳作用的研究

冬虫夏草的抗疲劳效果是科研领域的重点研究对象。近年来，许多研究者通过小鼠负重游泳和耐缺氧实验来评估其抗疲劳性能。这些实验方法能全面评估冬虫夏草对动物耐力的影响。研究过程中，小鼠经过连续数日灌胃给药后，通过监测其负重游泳时间、耐缺氧时间以及血乳酸（BLA）、BUN、肝糖原（LG）、乳酸脱氢酶（LDH）和丙二醛等生化指标，与对照组进行比较。如果观察到游泳时间和耐缺氧时间延长，肝糖原含量和乳酸脱氢酶活性提高，同时血尿素氮和丙二醛含量降低，则表明冬虫夏草具有显著的抗疲劳效果。动物实验结果已经证明冬虫夏草在增强运动耐力方面具有良好的效果。

当机体缺氧或进行剧烈运动时，肌肉局部血流可能不足，导致能量主要通过糖酵解途径产生。在糖酵解过程中，葡萄糖首先被分解成丙酮酸，然后丙酮酸进一步转变为乳酸。这个转变过程是由LDH催化的。然而，乳酸的积累会导致肌肉pH下降，引起一系列生化变化，是疲劳的重要原因之一。因此，乳酸的及时消除非常重要。在丙酮酸和乳酸之间的相互转化过程中，LDH发挥着双向调节作用。LDH不仅可以将骨骼肌糖酵解产生的丙酮酸还原为乳酸（提供能量），还可以将肝脏中糖酵解产生的乳酸氧化成丙酮酸，并通过线粒体进入三羧酸循环（加速乳酸的清除）。通过LDH的调节作用，机体能够平衡丙酮酸和乳酸之间的转化，从而调节乳酸的积累。这对于维持肌肉功能的正常运行和延缓疲劳的发生具有重要意义。糖原是肌肉和肝脏中的主要能量储备物质，可以提供持久的能量供应，当糖原储备不足时，会影响肌肉的收缩和运动能力，表现为疲劳等症状。血尿素氮含量是反映体内蛋白质分解情况的指标，当能量供应不足时，身体可能会分解肌肉中的蛋白质来获取能量，这会影响肌肉的功能和恢复能力，表现为疲劳等症状。

郑伟等研究了天然冬虫夏草、虫草菌丝体和菌丝体培养液对小鼠的持续游泳时间以及高空缺氧耐力的影响。将雄性小鼠灌胃给药4周后进行持续游泳实验以及暴露于8000 m高空的低压缺氧存活时间实验，各给药组的游泳时间和高空缺氧时间均比正常对照组延长，结果如表11-2所示，表明天然冬虫夏草、虫草菌丝体及菌丝体培养液三种制剂均对小鼠游泳时间有显著提高，与对照组比较十分明显，对于小鼠缺氧耐力的提高，菌丝体和天然虫草均有较强的效果，与对照组比较差别明显。总体而言，天然冬虫夏草的抗疲劳效果最为显著，证明了天然冬虫夏草具有良好的抗疲劳作用。

表11-2　冬虫夏草对小鼠疲劳应激实验和缺氧耐力的影响

组别	游泳时间/min	8000 m以上存活时间/min
正常对照组	30.9 ± 7.7	10.1 ± 2.6
天然虫草组	74.6 ± 28.5**	13.6 ± 2.9*
菌丝体组	65.9 ± 38.6*	13.6 ± 3.8*
菌液组	61.9 ± 33.2*	13.2 ± 3.4*

注：与正常对照组比较，*表示P<0.05，**表示 P<0.01。
资料来源：郑伟等，2003。

　　王克芳等进行了一项研究，旨在观察冬虫夏草对小鼠运动性疲劳的作用，并探讨其作用机制。将雄性昆明种小鼠随机分为运动对照组（接受等量生理盐水）以及冬虫夏草低剂量组和高剂量组（接受冬虫夏草混悬液灌胃）。经过14d的处理后，观察小鼠的负重游泳时间和常压耐缺氧时间，并测定小鼠血清乳酸浓度、LG含量、LDH活性及丙二醛含量，研究结果如表11-3所示，冬虫夏草能显著延长小鼠负重游泳时间和常压耐缺氧时间，增加了LDH的活性，提高了糖原贮备，同时降低了丙二醛的含量，这些结果表明冬虫夏草具有增强小鼠运动能力和抗疲劳作用。

表11-3　冬虫夏草对小鼠负重游泳及常压耐缺氧时间、血清乳酸含量、肝糖原含量、丙二醛含量及乳酸脱氢酶活力的影响

组别	负重游泳时间/min	常压耐缺氧时间/min	血乳酸含量/（mmol/L）	肝糖原含量/（mg/g）	丙二醛含量/（nmol/mL）	乳酸脱氢酶活力/（U/L）
正常值	—	—	10.21 ± 1.38	10.31 ± 1.51	5.35 ± 0.33	12984 ± 1829
运动对照组	107 ± 30	3.16 ± 0.57	11.05 ± 1.76	1.00 ± 0.47	5.51 ± 0.34	12100 ± 1773
低剂量虫草组	165 ± 38**	4.62 ± 1.68*	13.45 ± 2.10*	4.58 ± 0.62**	4.83 ± 0.50*	13752 ± 2464
高剂量虫草组	163 ± 30**	5.36 ± 1.47**	13.29 ± 2.61*	5.79 ± 2.56**	4.13 ± 0.46**	14862 ± 2949*

注：（1）负重游泳时间与常压耐缺氧时间：与运动对照组比较，*表示P<0.05，**表示P<0.01；
　　（2）血乳酸含量：与正常值比较，*表示P<0.01；
　　（3）肝糖原含量与丙二醛含量：与运动对照组比较，*表示P<0.05；
　　（4）乳酸脱氢酶活力：与运动对照组比较，*表示P<0.05。
资料来源：王克芳等，2003。

　　陈新霞等使用雄性小鼠作为实验对象，每天通过灌胃的方式给予它们不同剂量的冬虫夏草菌丝体，剂量分别为125、250、750mg/kg，持续30d。在实验结束后，测定了小鼠的负重游泳时间、运动后血乳酸含量、肝糖原含量和血尿素氮含量。实验结果如表11-4所示，研究结果表明，冬虫夏草菌丝体剂量为250mg/kg和750mg/kg的组能够显著延长小鼠的负重游泳时间。此外，750mg/kg剂量组能够增加小鼠肝糖原储备量并降低运动后小鼠血乳酸含量。因此，在适当的剂量下，冬虫夏草菌丝体具有抗疲劳的作用。

表11-4　冬虫夏草对小鼠负重游泳时间、肝糖原含量、血尿素氮含量、血乳酸含量的影响

组别	剂量/（mg/kg）	游泳时间/s	肝糖原含量/（mg/g肝）	血尿素氮含量/（mmol/L）	血乳酸含量/（mmol/L）	
					基础值	游泳后0min
对照组	0	315.0 ± 37.9	25.3 ± 4.7	10.12 ± 1.57	5.87 ± 1.10	13.80 ± 3.25
冬虫夏草组	125	370.1 ± 85.8	26.0 ± 5.4	10.17 ± 0.98	4.13 ± 1.39	12.01 ± 3.85
	250	405.7 ± 86.7*	27.1 ± 3.6	9.63 ± 1.01	5.29 ± 1.33	12.02 ± 2.91
	750	418.5 ± 90.7*	33.9 ± 4.9**	9.49 ± 0.80	3.35 ± 1.86	9.71 ± 3.16

注：与对照组比较，* 表示$P < 0.05$，**表示$P < 0.01$。
资料来源：陈新霞等，2009。

　　王玢等使用昆明小鼠作为实验对象，以负重游泳时间、血乳酸含量、血尿素氮含量和肝糖原含量作为评价指标，研究了冬虫夏草多糖（CSP）对小鼠抗疲劳能力的影响。实验结果表明：CSP低剂量组和CSP高剂量组的小鼠在常压缺氧环境下的存活时间分别约为27min和26min，相较于空白对照组的23min显著延长；CSP低剂量组和CSP高剂量组的负重游泳时间分别约为8min和6min；游泳后20min的血乳酸含量分别约为20mmol/L和21mmol/L，血乳酸清除率分别约为23%和20%；血尿素氮含量分别约为35mmol/L和37mmol/L；肝糖原含量均约为18mmol/L。与空白对照组相比，上述指标在CSP低剂量组和CSP高剂量组中均显示出显著差异。结果表明，冬虫夏草多糖CSP能显著提高小鼠的抗疲劳能力和耐缺氧能力。

　　近年来，一些学者使用大鼠睡眠剥夺模型来模拟人体亚健康疲劳状态，并研究了冬虫夏草对抗亚健康疲劳的作用。实验结果显示，冬虫夏草显著延长了大鼠睡眠剥夺后的力竭游泳时间，并且明显增强了某些细胞在经历化学缺氧损伤后的存活率，这表明其具有一定的抗亚健康疲劳作用和耐缺氧能力。冬虫夏草中含有的一些活性成分具

有抗氧化作用，如冬虫夏草多糖具有良好的清除羟基自由基和超氧化自由基的活性，能减少氧化损伤，有助于恢复疲劳的机体。此外，还有研究表明冬虫夏草子实体也能提高小鼠的抗疲劳能力和耐缺氧能力。

二、冬虫夏草免疫调节作用的研究

冬虫夏草对免疫调节的作用机制主要涉及T淋巴细胞介导的细胞免疫应答和B/T淋巴细胞介导的体液免疫应答。冬虫夏草也可通过调节细胞因子肿瘤坏死因子（TNF-α）、白介素-1β（IL-1β）、白介素-6（IL-6）的表达增强机体免疫功能。当人体免疫力过低、免疫功能低下时，很难抵御外界细菌和病毒的侵害，易感染疾病，如结核菌感染、霉菌感染、脊灰疾病感染，以及肺炎、上呼吸道感染等感染性疾病。而过强的免疫力可能导致自身组织或细胞的误伤，引发各种自身免疫病（由于自身免疫功能紊乱引起的免疫性疾病），如系统性红斑狼疮、干燥综合征、类风湿关节炎、甲状腺疾病、萎缩性胃炎和自身免疫性肝病等。冬虫夏草具有双向调节免疫力的作用，既可以增强免疫力，又可以发挥免疫抑制的作用。

郑健等的研究旨在探究野生冬虫夏草对免疫调节的作用。环磷酰胺（CTX）是一种细胞毒性化疗药物，亦属于烷化剂类的免疫抑制剂，是免疫毒理学中制备免疫抑制模型的常用药物。他们建立了环磷酰胺诱导的免疫抑制小鼠模型，并对不同给药组进行观察和比较。实验中，小鼠被随机分为正常对照组、模型组（环磷酰胺，30mg/kg）、野生冬虫夏草低剂量组（100mg/kg）和高剂量组（200mg/kg），以及阳性对照组（盐酸左旋咪唑，30mg/kg）。每组有20只小鼠，连续灌胃相应剂量持续14d。研究人员观察了小鼠的碳廓清能力、吞噬系数、淋巴细胞转化刺激指数和耳肿胀等指标。结果显示，在模型组中，小鼠体重和脾脏指数显著下降，而肝脏指数没有变化，表明环磷酰胺导致小鼠免疫抑制。但在给药后，小鼠的体重、肝脏指数、脾脏指数明显恢复，结果如图11-2所示。

此外，环磷酰胺导致小鼠的碳廓清指数、吞噬指数和刺激指数明显下降，同时降低了耳肿胀的程度，说明小鼠的免疫力受到了抑制。数据显示野生冬虫夏草显著提高了环磷酰胺引起的小鼠免疫抑制，结果如图11-3所示。这项研究结果表明，野生冬虫夏草具有显著的免疫调节作用，在恢复环磷酰胺导致的免疫抑制方面表现出良好的效果。

李如意等的研究旨在探究冬虫夏草对免疫抑制模型小鼠的免疫功能调节作用。

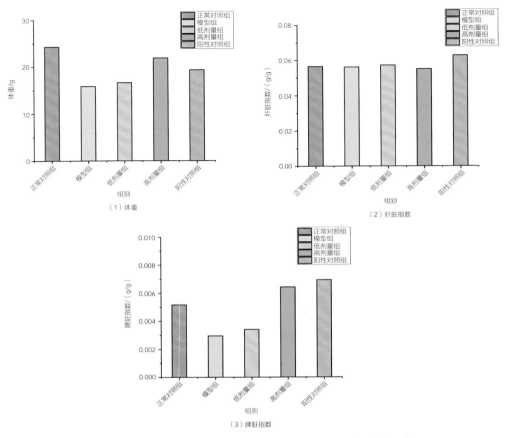

图11-2　不同处理方式对免疫抑制小鼠体重和脏器指数的影响

资料来源：郑健等，2018。

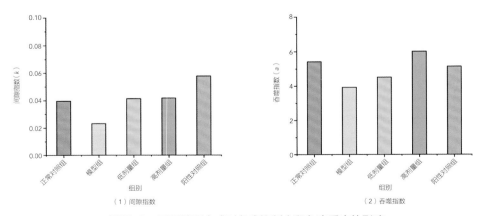

图11-3　不同处理方式对免疫抑制小鼠免疫反应的影响

资料来源：郑健等，2018。

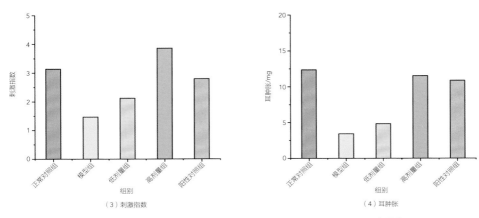

（3）刺激指数　　　　　　　　　　　　　　（4）耳肿胀

图11-3　不同处理方式对免疫抑制小鼠免疫反应的影响（续）

他们通过腹腔注射80mg/kg环磷酰胺来建立小鼠免疫抑制模型，并对不同组进行干
预和观察。实验中，研究人员将健康雄性ICR小鼠40只随机分为正常组、模型组、阳
性药组（匹多莫德组）和冬虫夏草组，每组10只。连续干预7d后，观察小鼠的日常
状态、体重、胸腺指数和脾脏指数的变化，以及血液免疫细胞的改变和脾脏中白介
素-2（IL-2）、IL-6、TNF-α和γ-干扰素（INF-γ）等细胞因子的含量变化。研究结
果显示，冬虫夏草能够改善免疫抑制模型小鼠的日常状态，提升体重、饮食饮水量、
胸腺指数和脾脏指数，如表11-5、表11-6所示。

表11-5　不同处理组小鼠的体重　　　　　　　　　　单位：g

组别	第1天	第2天	第4天	第6天
正常组	25.57 ± 1.07	25.57 ± 1.37	27.67 ± 1.89	29.89 ± 2.00
模型组	23.90 ± 1.22**	23.97 ± 1.19**	24.31 ± 1.46**	24.41 ± 1.69**
匹多莫德组	23.97 ± 1.10	24.29 ± 1.14	25.10 ± 1.16	25.86 ± 1.09#
冬虫夏草组	24.17 ± 0.90	24.55 ± 1.33	25.43 ± 1.37	26.09 ± 1.10#

注：与正常组比较，**表示$P<0.01$；与模型组比较，#表示$P<0.05$。
资料来源：李如意等，2017。

表11-6 各组小鼠的饮食饮水量和脏器指数

组别	饮食量/g	饮水量/g	胸腺指数/（mg/g）	脾脏指数/（mg/g）
正常组	5.83±0.34	7.16±0.57	2.36±0.32	3.96±0.54
模型组	3.99±041**	4.44±0.48**	0.56±0.14**	2.35±0.59**
匹多莫德组	4.62±0.29##	5.46±0.43#	0.79±0.19#	2.82±0.44#
冬虫夏草组	4.88±0.23##	5.51±0.51#	0.80±0.25#	2.92±0.44#

注：与正常组比较，**表示$P<0.01$；与模型组比较，#表示$P<0.05$，##表示$P<0.01$。
资料来源：李如意等，2017。

　　此外，冬虫夏草还增加了白细胞、中性粒细胞、淋巴细胞、红细胞、血红蛋白和血小板的数量，并提高了IL-2、IL-6、TNF-α和IFN-γ的含量，如表11-7、表11-8所示。与模型组相比，上述指标的差异具有统计学意义。因此，冬虫夏草对免疫抑制模型小鼠的免疫功能具有促进作用，冬虫夏草具有改善免疫抑制模型小鼠免疫功能的能力。

表11-7 各组小鼠血液主要指标的比较

组别	白细胞/（×10⁹个/L）	中性粒细/（×10⁹个/L）	淋巴细胞/（×10⁹个/L）	红细胞/（×10¹²个/L）	血红蛋白浓度/（g/L）	血小板/（×10⁹个/L）
正常组	5.00±0.71	0.57±0.40	4.35±0.76	9.26±0.43	154.33±6.14	1279.11±279.51
模型组	1.26±0.14**	0.02±0.00*	1.08±0.16**	7.10±0.44**	115.53±6.73**	763.75±124.49**
匹多莫德组	1.72±0.39#	0.16±0.05##	1.52±0.19##	8.53±0.45#	123.10±5.63#	972.30±164.83#
冬虫夏草组	1.72±0.42#	0.08±0.02##	1.45±0.14#	7.56±0.42#	122.00±6.82#	949.60±200.00

注：与正常组比较，*表示$P<0.05$，**表示$P<0.01$；与模型组比较，#表示$P<0.05$，##表示$P<0.01$。
资料来源：李如意等，2017。

表11-8 各组小鼠细胞因子含量的比较

组别	IL-2/（pg/mL）	IL-6/（pg/mL）	TNF-α/（ng/L）	IFN-γ/（ng/L）
正常组	2008.90±171.02	81.54±8.13	502.94±38.74	1330.97±116.60
模型组	1665.47±122.74**	59.91±8.18**	403.97±32.73**	1102.22±109.38**

续表

组别	IL-2/（pg/mL）	IL-6/（pg/mL）	TNF-α/（ng/L）	IFN-γ/（ng/L）
匹多莫德组	1829.54±135.95[#]	68.34±7.59[#]	441.00±33.36[#]	1234.80±115.94[#]
冬虫夏草组	1803.48±150.88[#]	67.51±7.03[#]	436.65±32.19[#]	1208.01±104.97[#]

注：与正常组比较，**表示$P<0.01$；与模型组比较，#表示$P<0.05$。
资料来源：李如意等，2017。

　　冬虫夏草多糖增强免疫调节作用的方式如图11-4所示。马玲等通过连续口服给予小鼠6.85mg/kg剂量的冬虫夏草多糖，然后检测了小鼠的免疫指标，包括脾脏和胸腺质量、脾斑形成细胞（PFC）、血清抗体滴度、迟发型变态反应（DTH）和鼻炎（NANE）。研究结果显示，冬虫夏草多糖可以增强小鼠的迟发型变态反应，提高脾脏中抗体形成细胞的数量和血清中抗绵羊红细胞抗体效价，从而增强了小鼠的免疫功能，表明冬虫夏草多糖具有促进小鼠免疫功能的作用。

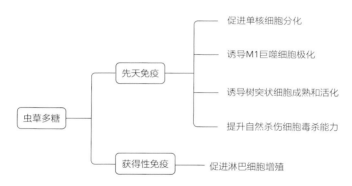

图11-4　虫草多糖增强免疫调节作用的方式
资料来源：詹忠根等，2023。

第三节　小结

　　本章深入探讨了疲劳和免疫疾病的发生机制及其分型，并详细研究了冬虫夏草在抗疲劳和免疫调节方面的潜在益处。疲劳是一个复杂的生理和心理现象，多项研究表明，冬虫夏草能够显著提高小鼠的持续游泳时间和耐缺氧能力，降低血乳酸和血尿素氮水平，提高肝糖原含量，显示出良好的抗疲劳效果。这些研究表明，冬虫夏草可能通过改善能量代谢和减少氧化损伤来增强机体的耐力和抗疲劳能力。免疫疾病涉及免疫系统的多种失调机制，冬虫夏草对免疫功能的调节作用涉及增强细胞免疫和体液免疫应答，以及调节细胞因子的表达。研究表明，冬虫夏草能够改善免疫抑制模型小鼠的免疫功能，增强机体的免疫力，同时对过强的免疫力具有抑制作用，显示出双向调节的特性。总之，冬虫夏草不仅在抗疲劳方面具有显著效果，还在免疫调节方面展现出潜在的益处。

参考文献

[1]　Coqueiro AY，Raizel R，Bonvini A，et al. Effects of glutamine and alanine supplementation on central fatigue markers in rats submitted to resistance training [J]. Nutrients，2018，10（2）：119.

[2]　Chen J，Zhang W，Lu T，et al. Morphological and genetic characterization of a cultivated *Cordyceps sinensis* fungus and its polysaccharide component possessing antioxidant property in H22 tumor - bearing mice [J]. Life Sciences，2006，78（23）：2742-2748.

[3]　Liu R，Wu L，Du Q，et al. Small molecule oligopeptides isolated from walnut（*Juglans regia* L.）and their anti-fatigue effects in mice [J]. Molecules，2018，24（1）：45.

[4]　Li Y，Xin Y，Xu F，et al. Maca polysaccharides：Extraction optimization，structural features and anti-fatigue activities [J]. Int J Biol Macromol，2018，115：618-624.

[5]　MA Ling，LIU Chunguang，YAO Xiaoman. Effects of Cordycep Sinensis polysaccharide on immune function of mice [J]. Journal of Health Toxicology，1995，9（3）：162-176.

[6]　Margaritelis NV，Paschalis V，Theodorou AA，et al. Redox basis of exercise physiology [J]. Redox Biology，2020，35（Special Issues）：101499.

[7]　Osman WNW，Mohamed S. Standardized *Morinda citrifolia* L. And *Morinda elliptica* L. Leaf extracts alleviated fatigue by improving glycogen storage and lipid /carbohydrate metabolism [J]. Phytother Research，2018，32（10）：2078-2085.

[8] Xie Q，Sun Y，Cao L，et al. Antifatigue and antihypoxia activities of oligosaccharides and polysaccharides from *Codonopsis pilosula* in mice [J]. Food & Function，2020，11（7）：6352-6362.

[9] Zou D，Liu P，Chen K，et al. Protective effects of myricetin on acute hypoxia-induced exercise intolerance and mitochondrial impairments in rats [J]. PLoS One，2015，10（4）：e0124727.

[10] 陈新霞，吕中明，石根勇，等. 冬虫夏草菌丝体的抗疲劳作用研究 [J]. 中国生化药物杂志，2009，30（5）：321-323.

[11] 陈丽云，祁真. 冬虫夏草氨基酸成分的药理作用分析 [J]. 中国卫生工程学，2018，17（5）：675-677.

[12] 董碧莲，蔡延渠，吕莉，等. 中药多糖增强免疫、抗疲劳作用的研究进展 [J]. 中成药，2019，41（5）：1119-1124.

[13] 李峰，韩晨霞，吴凤芝，等. 疲劳的现代研究 [J]. 中国科学（生命科学），2016，46（8）：903-912.

[14] 李娜，余璇，于巧红，等. 中药多糖类成分稳定性研究进展 [J]. 中国中药杂志，2019，44（22）：4793-4799.

[15] 李学芬，郭承军，马艳妮，等. 中药及经典名方在抗运动性疲劳方面的应用及研究进展 [J]. 亚太传统医药，2023，19（10）：206-210.

[16] 栾洁，陈雅琳，储智勇，等. 冬虫夏草子实体对小鼠抗疲劳及耐缺氧能力的影响 [J]. 时珍国医国药，2013，24（1）：47-48.

[17] 李如意，林也，魏艳霞，等. 冬虫夏草对免疫抑制模型小鼠免疫功能调节作用的研究 [J]. 湖南中医药大学学报，2017，37（12）：1316-1319.

[18] 满姗姗，边育红，顾志敏，等. 浅析中药的抗疲劳机制 [J]. 天津药学，2014，26（2）：62-65.

[19] 任健，张倩落，郑莉. 人工虫草多糖对免疫低下小鼠免疫功能的影响 [J]. 第四军医大学学报，2007（21）：1967-1969.

[20] 武琳璐，苗润宇，姚思淼，等. 中医药治疗疲劳的研究进展 [J]. 现代生物医学进展，2021，21（12）：2391-2395.

[21] 王克芳，徐长庆，李志超，等. 冬虫夏草抗小鼠运动性疲劳的作用及机制研究 [J]. 哈尔滨医科大学学报，2003，37（4）：311-318.

[22] 王玢，朱培新，梁运祥，等. 冬虫夏草菌丝体多糖对小鼠抗疲劳和耐缺氧能力的影响 [J]. 食品科技，2012（10）：164-167.

[23] 许国彩. 青海冬虫夏草及有效成分对免疫调节作用的研究进展 [J]. 高原医学杂志，2012（4）：62-64.

[24] 肖瑛，胡雪峰，陶盛昌，等. 鲜冬虫夏草药理作用研究进展 [J]. 亚太传统医药，2018，14（4）：80-85.

[25] 玄其文，沈诞，杜娟，等. 具有抗疲劳作用的补益类中药研究进展 [J]. 现代中西医结合杂志，2023，32（2）：275-280，292.

[26] 杨星哲，李峰，毛萌，等. 中医药治疗疲劳的研究进展 [J]. 世界中医药，2022，17（5）：748-752.

[27] 周宝宽. 中医对疲劳的认识 [J]. 中华中医药学刊，2007（11）：2385-2387.

[28] 朱朝阳，刘高强. 冬虫夏草及其产物免疫调节作用研究进展 [J]. 食品科技，2011，36（11）：69-71，75.

[29] 昝珂，钱正明，李文佳，等. 冬虫夏草繁育品质量控制和药理活性研究进展 [J]. 中国药事，2020，34（4）：464-470.

[30] 邹赢锌，刘玉香，周意，等. 冬虫夏草口服液对亚健康疲劳的影响 [J]. 现代预防医学，2015（7）：1199-1201.

[31] 周刚，谢放，陈照禾，等. 冬虫夏草化合物的研究进展 [J]. 广州化工，2023，51（5）：5-8.

[32] 詹忠根，叶素丹，黄伟素. 虫草多糖的结构特征及其抗肿瘤活性 [J]. 药学学报，2023，58（2）：285-297.

[33] 张宏霞，武宏伟，刘新民. 抗疲劳药食两用中药现状分析 [J]. 湖南中医药大学学报，2017，37（10）：1166-1172.

[34] 赵静. 运动疲劳机制及食源性抗疲劳活性成分研究进展 [J]. 食品安全质量检测学报，2021，12（9）：3565-3571.

[35] 郑健，霍晓奎，王妍，等. 野生及人工繁育冬虫夏草调节免疫和抗衰老作用的对比研究 [J]. 中国药学杂志，2018，53（20）：1742-1747.

[36] 郑伟，王忠，谷顺才，等. 三种冬虫夏草制剂抗疲劳作用的比较 [J]. 航空军医杂志，2003（2）：49-50.

第十二章

冬虫夏草的抗肿瘤作用

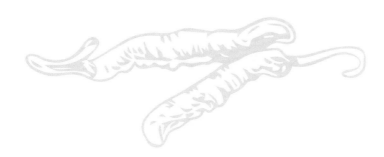

第一节 肿瘤的发生机制与疾病分型

一、肿瘤的发生机制

肿瘤的发病机制涉及复杂的分子和细胞过程，导致细胞生长失控和组织结构紊乱，详细介绍如下（图12-1）。

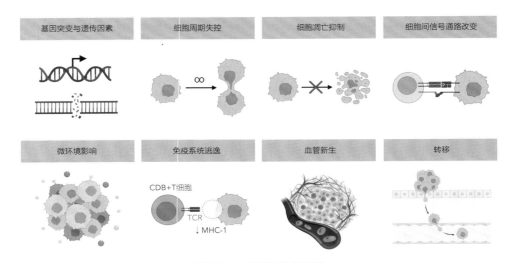

图12-1 肿瘤的发生机制

注：TCR：T细胞受体；MHC-I：主要组织相容性复合物 I 类。

（一）基因突变与遗传因素

肿瘤的发展始于细胞DNA的突变，这些基因突变影响细胞增殖、分化和死亡的调控，导致细胞异常增长和繁殖。肿瘤抑制基因的失活、癌基因的激活或DNA修复机制的损坏都可以促进肿瘤发展。

（二）细胞周期失控

细胞生长和分裂由细胞周期调控，肿瘤形成过程中细胞周期的调控失衡，导致细胞无限制地增殖，导致细胞对DNA损伤的响应减弱，不能有效阻止损伤细胞的生长。

（三）细胞凋亡抑制

细胞凋亡又称程序性细胞死亡，是维持组织稳定的关键过程。在许多肿瘤中，细胞凋亡过程受到抑制，导致正常情况下应当死亡的细胞继续存活和增殖。

（四）细胞间信号通路改变

肿瘤细胞常常通过改变生长因子、细胞因子和受体的信号通路，促进自身的生长和存活。

（五）微环境影响

肿瘤的生长不仅受到细胞内因素的影响，还受到周围微环境的影响。肿瘤微环境包括周围的细胞、血管、细胞外基质和分泌的生化分子，这些因素可以支持肿瘤生长、提供养分、促进肿瘤的血管新生和帮助肿瘤细胞逃避免疫监视。

（六）免疫系统逃逸

正常情况下，免疫系统可以识别并消灭异常细胞。然而，肿瘤细胞能够通过多种机制逃避免疫系统的监视和攻击，如通过表达特定的表面分子来抑制免疫细胞的活性或通过分泌免疫抑制性化学信号。

（七）血管新生

肿瘤的生长和扩散需要充足的氧气和营养物质。肿瘤细胞可以分泌促进血管生成的因子，如血管内皮生长因子（VEGF），促使周围正常组织形成新的血管供应肿瘤。

（八）肿瘤转移

肿瘤转移包括肿瘤细胞从原发部位分离、侵入周围组织、进入血液或淋巴系统、在远处部位停留并生长形成新的肿瘤。转移是癌症最危险的特性之一，大幅降低了治疗的成功率并增加了病死率。

二、肿瘤的疾病分型

肿瘤分型根据其生物学特性、组织起源、分化程度及临床行为进行，这一分类对制定治疗方案和预测疾病进展极为关键。肿瘤主要可分为以下类型。

（一）良性肿瘤

生长缓慢，边界清晰，不侵犯周围组织或远处转移。尽管一般不威胁生命，部分良性肿瘤可能因其大小或位置影响正常器官功能，需手术移除。

（二）恶性肿瘤（癌症）

具侵袭性生长，破坏周围组织，并能向身体其他部位转移的肿瘤。根据组织起源，癌症可细分为癌症（源自上皮细胞）、肉瘤（源自软组织或骨骼）、白血病（源自血液和骨髓）和淋巴瘤（源自淋巴系统）。

（三）原位癌

癌细胞局限在原发部位的上皮内，未穿透基底膜侵入周围组织。原位癌治愈率高，因其未形成侵袭性生长或远处转移。

（四）转移性肿瘤

原发肿瘤扩散至身体其他部位。转移通常经血液或淋巴系统，其治疗和预后取决于原发肿瘤类型和转移范围。

（五）组织类型分类

肿瘤按组织学特征分类，如腺瘤（源自腺体组织）、纤维瘤（源自纤维组织）、神经瘤（源自神经组织）等。

（六）分子特征分类

随肿瘤生物学理解加深，基于遗传、分子和细胞特征的分类越发常见。如乳腺癌根据激素受体状态和*HER2*表达分为不同亚型，对靶向治疗至关重要。

第二节　冬虫夏草的抗肿瘤机制

一、抑制肿瘤细胞生长

冬虫夏草的活性成分能通过多种方式抑制肿瘤细胞生长，如冬虫夏草多糖通过抑制增殖（黑色箭头表示）、增强凋亡相关信号（红色箭头表示）、促进自噬（蓝色箭头表示）和刺激细胞周期阻滞（黄色箭头表示）等诱导癌细胞死亡（图12-2）。研究

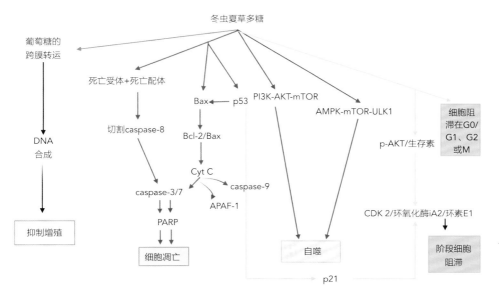

图12-2　虫草多糖抑制肿瘤细胞生长机制

注：caspase-8：半胱天冬酶8；caspase-3/7：半胱天冬酶3/7；caspase-9：半胱天冬酶-9；PARP：多聚腺苷二磷酸核糖聚合酶；p53：肿瘤抑制蛋白p53；APAF-1：凋亡蛋白酶激活因子1；PI3K-AKT-mTOR：磷脂酰肌醇3-激酶-AKT-哺乳动物雷帕霉素靶蛋白通路；AMPK-mTOR-ULK1：腺苷酸活化蛋白激酶-mTOR-UNC-51样激酶1通路；p-AKT：磷酸化AKT；G0：G0期（细胞周期的静止期）；G1：G1期（细胞周期的第一个间期）；M：M期（细胞周期的有丝分裂期）。

资料来源：詹忠根等，2023。

表明，冬虫夏草多糖通过死亡受体介导的外源途径和线粒体介导的内源途径来诱导肿瘤细胞凋亡。此外，多种冬虫夏草多糖能诱导肿瘤细胞凋亡，并且与化疗药物联合使用时可增强细胞凋亡效果。研究表明，冬虫夏草多糖可以通过PI3K/Akt/mTOR信号通路和激活AMPK/mTOR/ULK1信号通路来诱导肿瘤细胞自噬和凋亡，从而抑制肿瘤细胞增殖。虫草素也可以通过激活AMPK信号通路来抑制mTORC1，进而抑制肺癌细胞的生存、迁移和侵袭。虫草素通过多种途径参与肿瘤细胞凋亡的诱导，如诱导外源性细胞凋亡途径，通过激活caspase-8和caspase-3来引发细胞凋亡或通过诱导内源性凋亡途径，导致细胞色素c的释放和激活caspase-9来诱导细胞凋亡。在一些研究中，虫草素使肿瘤细胞阻滞在合成期（S期），在其他研究中，虫草素使肿瘤细胞阻滞在细胞分裂前期（G2期）、有丝分裂期（M期），这些效应可能通过调节细胞周期蛋白和CDK的表达来实现。

二、降低肿瘤转移风险

肿瘤转移是指肿瘤细胞从原始部位扩散到远处器官的过程，它构成了肿瘤治疗的主要难题，并成为肿瘤患者死亡的主要原因。冬虫夏草多糖通过多种机制抑制肿瘤细胞的侵袭和转移。具体来说，它能抑制转化生长因子-β（TGF-β）引起的肿瘤上皮细胞向间质转化，同时阻止基质金属蛋白酶对基底膜和细胞外基质蛋白的分解。冬虫夏草多糖还调节转移相关基因的表达，抑制肿瘤新生血管生成，从而降低肿瘤细胞的侵袭性和转移能力。图12-3显示了虫草素通过影响溶酶体降解和蛋白磷酸酶激活来抑制人胶质母细胞瘤细胞的迁移，这一发现为未来的临床治疗提供了重要的研究方向。

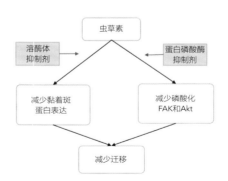

图12-3　冬虫夏草素减少人U87MG胶质母细胞瘤细胞迁移机制

注：FAK：焦点黏附激酶；Akt：又称PKB，是一种丝氨酸/苏氨酸蛋白激酶。
资料来源：Hueng等，2017。

第三节　冬虫夏草对肿瘤的抑制作用

一、对肺癌的抑制作用

肺癌是全球最常见的恶性肿瘤之一，同时也是造成恶性肿瘤相关死亡的主要原因，占全部恶性肿瘤死亡的18.2%。现今已有大量研究表明，冬虫夏草及其相关产品对肺癌在内的疾病具有良好的疗效或辅助治疗效果。

有研究针对冬虫夏草蛋白提取物（OSPE）对肺癌细胞A549的抑制作用进行研究。溶剂组采用DMEM培养基，药物组采用OSPE（100、200、500mg/L）处理A549细胞24h，不加蛋白质提取物设为空白组。如表12-1所示，与溶剂组比较，药物组细胞增殖抑制率明显增加，表明冬虫夏草提取物具有抑制A549细胞增殖的效果。

表12-1　冬虫夏草蛋白提取物（OSPE）对肺癌细胞A549增殖抑制率的影响

组别	质量浓度/（mg/L）	24h抑制率/%
溶剂	—	0
冬虫夏草蛋白提取物（OSPE）	500	94.91 ± 0.98
	200	58.70 ± 2.64
	100	19.29 ± 2.06

资料来源：王玉贤等，2018。

对冬虫夏草合用顺铂诱导非小细胞肺癌凋亡的情况进行研究，将A549肺癌小鼠分为4组，进行不同处理，A组为对照组（NS）、B组为顺铂组（DDP）、C组为DDP+30mg/kg冬虫夏草组、D组为DDP+60mg/kg冬虫夏草组。表12-2显示C组、D组小鼠的瘤质量、抑瘤率明显高于A组、B组，表明冬虫夏草可能是良好的非小细胞肺癌化疗的辅助用药。

表12-2　DDP（顺铂）对瘤质量和抑瘤率的影响

组别	瘤质量/g	抑制率/%
对照组	3.41 ± 0.55	—
顺铂组	2.61 ± 0.43	23.46
顺铂+30mg/kg冬虫夏草组	1.68 ± 0.31**	50.73
顺铂+60mg/kg冬虫夏草组	1.51 ± 0.23**	50.73

资料来源：白雪莲，2020。

　　有研究观察冬虫夏草和番荔枝子联合化疗方案治疗老年中晚期非小细胞肺癌的临床疗效、预后及安全性。选择80例患者，随机分成化疗组和联合组，联合组给予冬虫夏草和番荔枝子联合治疗。如表12-3所示，联合组的临床获益率显著高于化疗组，一年总生存率和中位生存期略高于化疗组，胃肠道反应和骨髓抑制发生率无显著性差异。研究认为，联合化疗方案能够提高老年中晚期非小细胞肺癌患者的疗效和预后，具有临床推广价值。

表12-3　两组临床获益率和疾病控制率比较

组别	CR/例	PR/例	SD/例	PD/例	RR/%	DCR/%
化疗组	2	7	19	12	22.50	75.00
冬虫夏草+番荔枝子联合治疗组	4	15	13	8	42.50	80.00

注：CR：完全缓解；PR：部分缓解；SD：稳定病情；PD：疾病进展；RR：缓解率；DCR：疾病控制率。
资料来源：安青等，2018。

　　对冬虫夏草对非小细胞肺癌患者放疗前、放疗至40Gy及放疗结束时外周静脉血清中某些细胞因子水平的影响，以及对放射性肺炎的预防效果和作用机制进行研究。选取60例非小细胞肺癌患者，随机分为治疗组和对照组，治疗组口服一种含冬虫夏草的药物，对照组给予安慰剂，通过血清细胞因子检测和胸部计算机断层扫描（CT）评估疗效及肺部放射性反应，发现治疗组细胞因子水平较对照组降低，放射性肺炎发生率较低。如表12-4所示，冬虫夏草能够降低非小细胞肺癌患者血清细胞因子水平，有效预防放射性肺炎的发生。

表12-4　冬虫夏草治疗组和对照组发生放射性肺炎的比较

组别	n/例	放射性肺炎总发生率/%
冬虫夏草治疗组	30	16.67*
对照组	30	33.33

注：n：病例数；治疗组与对照组比较，*表示$P<0.05$。
资料来源：曾乾，2014。

　　采用有效成分为冬虫夏草的药物联合化疗的方法治疗非小细胞肺癌并观察临床疗效及对患者行为状况的影响。将63例非小细胞肺癌患者随机分为治疗组和对照组，治疗组采用虫草药物配合GP方案化疗，对照组采用GP方案化疗。对比治疗两周期后评价疗效，结果显示治疗组近期有效率为40.6%，对照组为38.7%。如表12-5所示，有效成分为冬虫夏草的药物联合化疗治疗非小细胞肺癌能明显提高患者行为状况，从而提高生活质量并延缓疾病进展。

表12-5　冬虫夏草联合化疗组与化疗组近期疗效对比

组别	n/例	CR/例	PR/例	SD/例	PD/例	CR+PR占比/%
冬虫夏草药物+化疗组	32	1	12	15	4	40.60
化疗组	31	0	12	13	6	38.70

注：n：病例数；CR：完全缓解；PR：部分缓解；SD：稳定病情；PD：疾病进展。
资料来源：甘娜等，2012。

二、对肝癌的抑制作用

肝癌是中国十大高发癌症之一，可分为原发性和继发性两大类。原发性肝脏恶性肿瘤起源于肝脏的上皮或间叶组织，前者称为原发性肝癌，是高发的、危害极大的恶性肿瘤；后者称为肉瘤，与原发性肝癌相比较为少见。

有研究对虫草多糖的抗肝癌效果进行探究。如图12-4所示，高剂量冬虫夏草多糖明显降低了荷瘤小鼠的肿瘤质量和体积，抑制率达到45.12%。此外，冬虫夏草多糖还提高了小鼠脾中CD4+T细胞、CD8+T细胞、巨噬细胞和DC细胞的比例，降低了肿瘤细胞的坏死比例，促进了肿瘤细胞凋亡。分子机制研究发现，冬虫夏草多糖通过激活Cyt C/caspase-8/3途径和抑制IL-10/STAT3/Bcl-2途径抑制肝癌细胞增殖。总结来说，冬虫夏草多糖具有抗肝癌作用，其机制可能与免疫功能的调节和细胞凋亡的促进有关。这些研究结果为后续冬虫夏草多糖的药效质控标准和抗肝癌药物的研究提供了思路。

有研究探讨了一种含有冬虫夏草成分的胶囊（由阿魏、九香虫、大黄、姜黄、诃子、木香、丁香、冬虫夏草等组成）联

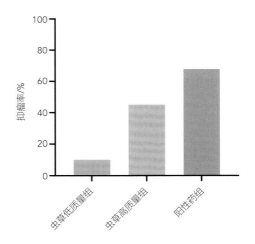

图12-4　不同剂量虫草抑瘤率
资料来源：谭利，2023。

合甘露聚糖肽治疗肝癌的临床疗效。选取了86例接受治疗的肝癌患者，分为对照组和治疗组。所有患者均接受化疗和碘油栓塞治疗，对照组还静脉滴注甘露聚糖肽注射液，治疗组在对照组基础上口服一种含有冬虫夏草成分的胶囊。观察两组的临床疗效，并比较生存质量、免疫功能和血清基质金属蛋白酶水平的改善情况。结果显示，治疗组的客观缓解率和临床获益率、生存质量改善率较对照组更高，差异具有统计学意义，治疗组的免疫功能指标和血清基质金属蛋白酶水平改善也更显著。如表12-6所示，含有冬虫夏草成分的胶囊联合甘露聚糖肽治疗肝癌具有良好的临床疗效，能够提高患者免疫能力和改善生活质量，具有临床应用推广价值。

表12-6   两组临床疗效与生存质量改善

组别	n/例	ORR/%	CBR/%	生存质量改善率/%
对照	43	41.86	74.42	74.42
治疗	43	65.12	90.70	93.02

注：n：病例数；ORR：客观缓解率；CBR：临床获益率。
资料来源：王四明，2016。

三、对乳腺癌的抑制作用

乳腺癌是乳腺上皮细胞在多种致癌因子的作用下，发生增殖失控的现象。疾病早期常表现为乳房肿块、乳头溢液、腋窝淋巴结肿大等症状，晚期可因癌细胞发生远处转移，出现多器官病变，直接威胁患者的生命。

有研究观察一种具有调节身体功能的中药配方（组成：党参30g、炙黄芪30g、冬虫夏草15g、菟丝子15g、女贞子15g、茯苓15g、炒白术15g、白扁豆20g、熟地黄15g、醋柴胡12g、香附15g、当归10g、半枝莲30g、炙甘草6g）治疗乳腺癌化疗后白细胞减少的效果。采用TAC化疗方案治疗60例乳腺癌患者，根据治疗方法的不同回顾性分为观察组和对照组，观察组30例采用TAC化疗和该中药配方治疗，对照组30例采用TAC化疗。每个周期为21天，化疗前1天、化疗后第2天、第8天、第15天和第21天检测白细胞计数。如图12-5所示，观察组各时间点的白细胞计数均高于对照组，特别是第8天、第15天和第21天，与对照组相比具有显著统计学差异，表明这种具有调节身体功能的中药配方能够有效改善乳腺癌TAC化疗引起的白细胞减少。

李凡凡等的研究探究了一种含有冬虫夏草的中药配方联合miR-210对乳腺癌细胞

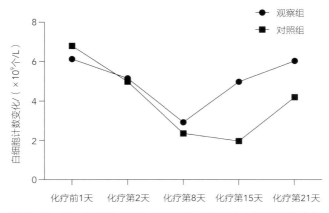

图12-5　冬虫夏草治疗组与对照组化疗前后血白细胞计数变化

资料来源：丁志明，2015。

的影响及其机制。使用人乳腺癌细胞株MDA-MB-231进行实验，发现该配方可以抑制乳腺癌细胞的增殖能力。如表12-7所示，这种中药配方还可降低乳腺癌细胞的迁移和侵袭能力，并降低MMP-2和MMP-9蛋白的表达水平。此外，研究还发现，这种中药配方可以降低miR-210的表达水平。进一步的实验结果表明，抑制miR-210的表达可以减弱乳腺癌细胞的增殖、迁移和侵袭能力，而增加miR-210的表达则会增强这些能力，通过调节miR-210的表达来干扰乳腺癌细胞的功能，为治疗乳腺癌提供了理论和数据依据。

表12-7　含有冬虫夏草的中药配方对乳腺癌细胞迁移、侵袭的影响

组别	迁移细胞数/个	侵袭细胞数/个	MMP-2蛋白/（ng/mL）	MMP-9蛋白/（ng/mL）
正常对照组	62.31 ± 5.30	70.33 ± 8.26	0.25 ± 0.02	0.27 ± 0.02
乳腺癌细胞组	258.39 ± 12.83[a]	233.38 ± 9.62[a]	0.88 ± 0.08[a]	0.90 ± 0.09[a]
含有冬虫夏草的中药组	106.33 ± 9.62[b]	115.64 ± 6.34[b]	0.36 ± 0.03[b]	0.38 ± 0.03[b]
F	158.634	163.258	113.014	126.389
P	<0.01	<0.01	<0.01	<0.01

资料来源：李凡凡等，2023。

四、对直肠癌的抑制作用

直肠癌是指从齿状线至直肠乙状结肠交界处之间的癌，是消化道最常见的恶性肿瘤之

一。直肠癌的病变过程主要包括基因突变导致的息肉形成，癌细胞的增殖、浸润和转移。

对中药复方联合同步放化疗治疗局部晚期直肠癌患者的疗效进行观察（中药配方：黄芪、灵芝、薏苡仁各30g，山药、阿胶、丹皮各20g，白术、冬虫夏草、枸杞子、黄连、当归、姜黄、女贞子、牡丹皮、苦参各15g，甘草10g）。选取了94例在院住院治疗的局部晚期直肠癌患者，随机分为对照组和观察组，每组47例。对照组采用单纯的放化疗疗法，观察组采用放化疗联合中药复方治疗方式。经过4个周期的治疗后，比较两组患者的体重变化、近期疗效、血液学毒性反应以及不良反应。如表12-8所示，观察组患者近期疗效较对照组好，差异具有统计学意义。该研究表明，中药复方联合同步放化疗可以有效提升患者在放化疗期间的体重，改善近期疗效，并有效减少毒性反应和不良反应的发生，具有临床推广的价值。

表12-8　含有冬虫夏草的中药治疗与对照组患者近期疗效比较

组别	CR/例	PR/例	NR/例	缓解率/%
对照组	5	26	16	65.95
含有冬虫夏草的中药配方治疗组	9	32	6	87.23

注：CR：完全缓解；PR：部分缓解；NR：未缓解；RR：缓解率。
资料来源：郑晓川，2015。

有研究分析治疗晚期结直肠癌患者时使用一种含有冬虫夏草成分的胶囊联合辨证中药维持的效果。收集了86例晚期结直肠癌患者，分为对照组和观察组，对照组接受辨证中药维持治疗，观察组在此基础上联合含有冬虫夏草成分的胶囊。观察两组的近期疗效和中位生存时间，并进行对比。如表12-9所示，观察组的近期疗效更优，观察组的中位生存时间显著长于对照组。因此，含有冬虫夏草成分的胶囊联合辨证中药维持治疗在晚期结直肠癌患者中能够有效延长生存时间，具有推广应用的价值。

表12-9　冬虫夏草胶囊治疗组与对照组近期疗效与生存时间对比

组别	n/例	CR/例	PR/例	SD/例	PD/例	OR/例	中位生存时间/月
对照组	46	0	12	16	18	12	8.1 ± 1.5
冬虫夏草胶囊治疗组	40	0	19	10	11	19	11.7 ± 2.1
P			0.039	0.324	0.255	0.039	0.0001

注：n：病例数；CR：完全缓解；PR：部分缓解；SD：稳定病情；PD：疾病进展；OR：近期有效。
资料来源：刘永刚，2018。

五、对胃癌的抑制作用

胃癌是起源于胃黏膜上皮的恶性肿瘤，胃癌可发生于胃的任何部位，其中半数以上发生于胃窦部，胃大弯、胃小弯及前后壁均可受累。

有研究对冬虫夏草对小鼠前胃癌变的阻断作用进行了实验研究，研究结果表明，冬虫夏草组的小鼠癌变抑制率达到34.50%，可能与冬虫夏草中的Se、Mn相关。

采用一种含有冬虫夏草成分的胶囊联合树突状细胞-细胞因子诱导的杀伤细胞（DC-CIK）治疗晚期胃癌。将74例晚期胃癌患者分为观察组和对照组，观察组在对照组治疗基础上加用含有冬虫夏草成分的胶囊治疗。观察两组治疗前后T淋巴细胞亚群的变化，并记录不良反应发生情况。如表12-10及表12-11所示，观察组的缓解率和有效率明显高于对照组，治疗后观察组的CD3+、CD4+、CD4+/CD8+、CD56+均明显升高，观察组的CD4+/CD8+更高，观察组的胃肠道反应、白细胞减少、血小板降低发生率明显低于对照组。表12-10、表12-11说明，含有冬虫夏草成分的胶囊联合DC-CIK治疗能够显著改善晚期胃癌患者的免疫功能，提高治疗效果，并减轻化疗药物的毒副作用。

表12-10　冬虫夏草胶囊治疗组与对照组疗效及不良发生情况比较

组别	n/例	缓解率/%	有效率/%	胃肠道反应/例	白细胞减少/例	血小板降低/例
冬虫夏草胶囊治疗组	37	51.35	78.38	11	6	4
对照组	37	43.24	75.68	20	14	11

注：n：病例数。
资料来源：王玉生等，2018。

表12-11　冬虫夏草胶囊治疗组与对照组治疗前后CD3+、CD4+、CD4+/CD8+及CD56+比较

组别	n/例	时间	CD3+/%	CD4+/%	CD4+/CD8+/%	CD56+/%
冬虫夏草胶囊治疗组	37	治疗前	60.95 ± 8.14	34.91 ± 6.27	1.09 ± 0.26	18.75 ± 4.12
		治疗后	69.74 ± 6.53	38.56 ± 6.18	1.58 ± 0.37	22.41 ± 4.63
对照组	37	治疗前	61.02 ± 8.19	34.82 ± 6.31	1.10 ± 0.28	18.92 ± 4.20
		治疗后	67.59 ± 7.85	37.97 ± 1.37	1.37 ± 0.31	18.92 ± 4.20

注：n：病例数。
资料来源：王玉生等，2018。

六、对肿瘤病人的术后恢复作用

冬虫夏草对肿瘤病人的术后恢复的优势主要体现在其对肿瘤放化疗毒副作用的防治。冬虫夏草在术后病人治疗中，相比传统治疗方法能够减轻放化疗的毒副作用并调节细胞免疫，有助于提高患者的生存质量和免疫力。

第四节　小结

本章深入探讨了冬虫夏草在抗肿瘤方面的潜力。肿瘤的发生涉及基因突变、细胞失控、凋亡抑制等多个机制，而冬虫夏草通过抑制肿瘤细胞生长、促进凋亡、阻滞细胞周期等途径展现抗肿瘤效果。研究显示，冬虫夏草对肺癌、肝癌、乳腺癌等多种癌症具有抑制作用，并能增强免疫功能，对肿瘤病人术后恢复起到一定的效果。冬虫夏草与化疗、放疗的联合使用还能减轻副作用，改善患者生活质量。上述发现为冬虫夏草在肿瘤治疗中的应用提供了科学依据，展现了其作为辅助治疗手段的前景。

参考文献

[1] Chen Y C，Chen Y H，Pan B S，et al. Functional study of *Cordyceps sinensis* and cordycepin in male reproduction：A review[J]. Journal of Food and Drug Analysis，2017，25（1）：197-205.

[2] Choi S，Lim M H，Kim K M，et al. Cordycepin-induced apoptosis and autophagy in breast cancer cells are independent of the estrogen receptor[J]. Toxicology & Applied Pharmacology，2011，257（2）：165-173.

[3] Hueng D Y，Hsieh C H，Cheng Y C，et al. Cordycepin inhibits migration of human glioblastoma cells by affecting lysosomal degradation and protein phosphatase activation[J]. Journal of Nutritional Biochemistry，2017，41：109-116.

[4] Lee H H，Kim S O，Kim G Y，et al. Involvement of autophagy in cordycepin-induced apoptosis in human prostate carcinoma LNCaP cells[J]. Environmental Toxicology and Pharmacology，2014，38（1）：239-250.

［5］　Lee S J，Kim S K，ChoiI W S，et al. Cordycepin causes p21WAF1-mediated G2/M cell-cycle arrest by regulating c-Jun N-terminal kinase activation in human bladder cancer cells［J］. Archives of Biochemistry and Biophysics，2009，490（2）：103-109.

［6］　Lee S J，Moon G S，Jung K H，et al. C-Jun *N*-terminal kinase 1 is required for cordycepin-mediated induction of G2/M cell-cycle arrest via p21WAF1 expression in human colon cancer cells［J］. Food & Chemical Toxicology，2010，48（1）：277-283.

［7］　Lee S Y，Debanth T，Kim S K，et al. Anti-cancer effect and apoptosis induction of cordycepin through DR3 pathway in the human colonic cancer cell HT-29［J］. Food & Chemical Toxicology，2013，60：439-447.

［8］　Liao Y，Ling J，Zhang G，et al. Cordycepin induces cell cycle arrest and apoptosis by inducing DNA damage and up-regulation of p53 in Leukemia cells［J］. Cell Cycle，2015，14（5）：761-771.

［9］　Nakamura K，Shinozuka K，Yoshikawa N. Anticancer and antimetastatic effects of cordycepin，an active component of *Cordyceps sinensis*［J］. Journal of Pharmacological Sciences，2015，127（1）：53-56.

［10］Qi W，Zhou X，Wang J，et al. *Cordyceps sinensis* polysaccharide inhibits colon cancer cells growth by inducing apoptosis and autophagy flux blockage via mTOR signaling［J］. Carbohydrate Polymers，2020，237：116113.

［11］Wang S，Liu Y，Feng Y，et al. A review on curability of cancers：More efforts for novel therapeutic options are needed［J］. Cancers，2019，11（11）：1782.

［12］Wei C，Yao X，Jiang Z，et al. Cordycepin inhibits drug-resistance non-small cell lung cancer progression by activating AMPK signaling pathway［J］. Pharmacological Research，2019，144：79-89.

［13］Wei W，Zeng H，Zheng R，et al. Cancer registration in China and its role in cancer prevention and control［J］. The Lancet Oncology，2020，21（7）：e342-e349.

［14］Xiao J，Zhong J. Inhibitory effect of polysaccharides produced by medicinal macrofungus *Cordyceps jiangxiensis* on cancer cells via apoptotic pathway and cell cycle arrest［J］. Journal of Food，Agriculture & Environment，2008，6（2）：61-67.

［15］Xu J，TAN Z C，Shen Z Y，et al. *Cordyceps cicadae* polysaccharides inhibit human cervical cancer hela cells proliferation via apoptosis and cell cycle arrest［J］. Food and Chemical Toxicology，2021，148：111971.

［16］安青，吴燕波，李伟兵，等. 冬虫夏草与番荔枝子联合化疗方案治疗老年中晚期非小细胞肺癌疗效观察［J］. 中国临床医生杂志，2018，46（10）：1243-1244.

［17］白雪莲. 冬虫夏草水提液对顺铂增效减毒及体外对A375细胞作用研究［D］. 哈尔滨：
      哈尔滨商业大学，2020.

［18］曾乾. 人工冬虫夏草预防非小细胞肺癌患者放射性肺炎的临床研究［D］. 广州：广州医
      科大学，2014.

［19］丁志明. 扶正合剂对乳腺癌化疗后白细胞减少的影响［J］. 中国中西医结合外科杂志，
      2015，21（4）：396-397.

［20］方唯炜，应汉杰，蒋敬庭. 虫草素的抗肿瘤作用机制研究进展［J］. 中国医药生物技
      术，2023，18（1）：51-55.

［21］甘娜，楚瑞阁. 金水宝胶囊联合GP方案对非小细胞肺癌患者行为状况的影响［J］. 实用
      中医内科杂志，2012，26（18）：68-69.

［22］李凡凡，杨宁，郑越超. 扶正合剂联合miR-210对乳腺癌细胞增殖迁移侵袭的影响及机
      制研究［J］. 中国妇幼保健，2023，38（23）：4693-4697.

［23］刘永刚. 康力欣胶囊联合辨证中药维持治疗晚期结直肠癌的临床观察［J］. 中医临床研
      究，2018，10（11）：53-54.

［24］王四明. 康力欣胶囊联合甘露聚糖肽治疗肝癌的临床研究［J］. 2016，31（6）：859-862.

［25］王玉生，丁涤非. 康力欣胶囊联合DC-CIK治疗晚期胃癌疗效观察[J].现代中西医结合杂
      志，2018，27（24）：2723-2724，2730.

［26］王玉贤，王艺璇，陈蓉，等. 冬虫夏草蛋白提取物抗A549肺癌细胞及免疫活性分析
      ［J］. 中国实验方剂学杂志，2018，24（1）：79-84.

［27］詹忠根，叶素丹，黄伟素. 虫草多糖的结构特征及其抗肿瘤活性［J］. 药学学报，
      2023，58（2）：285-297.

［28］郑晓川. 中药复方联合同步放化疗治疗局部晚期直肠癌患者的疗效研究［J］. 中国中西
      医结合消化杂志，2015，23（10）：722-724.

冬虫夏草的真伪鉴别与未来展望

第十三章

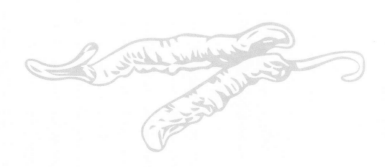

第一节　野生冬虫夏草的真伪鉴别

一、性状识别

（一）野生冬虫夏草的性状

野生冬虫夏草（图13-1）为麦角菌科真菌冬虫夏草菌寄生在鳞翅目蝙蝠蛾科昆虫——虫草蝙蝠蛾幼虫上的子座及幼虫尸体的复合体，整体长9～12cm。

虫体（图13-2）近圆柱形，略弯曲，长3.0～5.0cm，粗3.0～8.0mm，表面深黄色至黄棕色，由头部、胸节和腹节组成。头部较小，宽2.8～4.5mm，通常被子座基部的菌膜包裹，去除后显黄棕色至红棕色，多皱缩，顶端中心有子座突出。胸节长3.5～7.3mm，颜色淡黄至黄色，背侧有细密环纹，近头端稍显硬化；腹面有3对残留胸足，呈棕黄色。腹节长2.0～4.0cm，颜色深黄至黄棕色，共10节，1～7节背侧环纹明显，顺序弧形排列，每腹节分为4小节，第1小节宽阔，第2小节狭短，第3、4小节狭长；近尾部小节减少或分节不明显。腹侧有4对乳头状腹足，顶面近圆形，边缘黄白色，内部深黄色；末节略呈钩状弯曲。每侧虫体下缘有9个黑褐色椭圆形气门，1个近头部较大；1～8节每节一个，位于各节的第一个小节上。虫体易折断，断面白色或略黄，内有残留内脏痕迹。

子座（图13-3）通常单生，偶尔2～3个并生，从头部近中央处生长。呈细长圆柱形，基部略粗且稍扭曲，长度为4.0～7.0cm，直径为2.0～4.0mm，表面为棕褐色至深褐色，带有轻微纵纹。某些子座上端稍膨大成短柱形，表面较粗糙，放大观察下可见密布的颗粒状突起；顶部有圆锥形的不孕端。子座下端通常有细纵纹，基部略

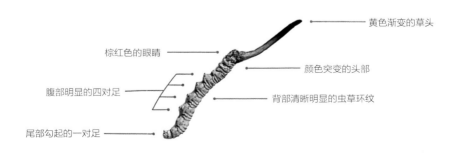

黄色渐变的草头

棕红色的眼睛

颜色突变的头部

腹部明显的四对足

背部清晰明显的虫草环纹

尾部勾起的一对足

图13-1　冬虫夏草

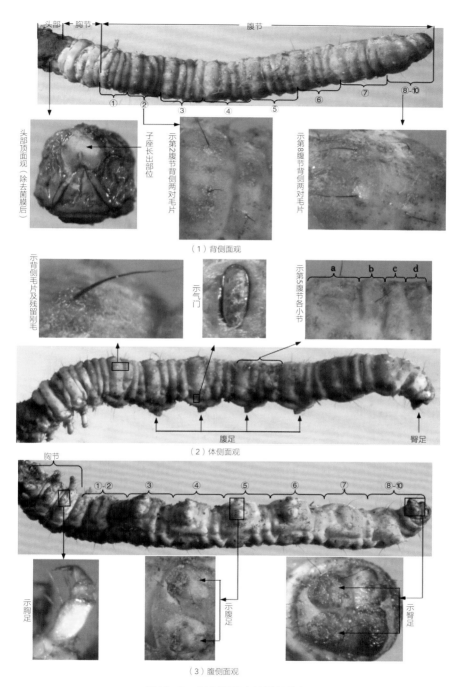

图13-2　冬虫夏草虫体性状特征

注：①~⑩：第1腹节至第10腹节；a~d：第1小节至第4小节。
资料来源：康帅，2011。

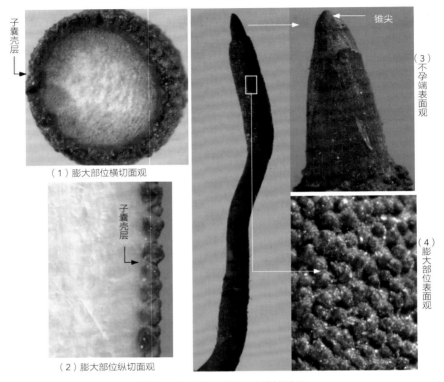

（1）膨大部位横切面观

（2）膨大部位纵切面观

（3）不孕端表面观

（4）膨大部位表面观

图13-3　冬虫夏草子座性状特征

资料来源：康帅，2011。

粗。质地柔韧，易于折断，断面呈棕褐色边缘，中央近白色；膨大部位的横断面边缘可见单层卵圆形的子囊壳部分嵌入子座中，纵向切面显示子囊壳呈卵圆形，垂直生长。子座具有类似蘑菇的香气和微苦的味道。

（二）鉴别要点

鉴别冬虫夏草的真假需要综合运用多种方法，包括但不限于观察外观特征、嗅觉辨别、化学性质检测以及利用现代科技手段等。简单总结为以下要点。

（1）外观特征　虫体为黄色或黄棕色，易折断，内部白色，尾部有回缩现象；腹面有八对足，其中三对前足已退化，位于虫体中部的四对非常明显；横断面的中央区域显示黑色的"V"形结构，这是原虫体的消化肠腺所在。子座颜色接近黑色，断面为白色，纵向呈现纤维状结构；子座与虫体的头部相连，不能拉开。

（2）嗅觉辨别　具有浓郁的腥味和冬虫夏草特有的香气。

（3）味道辨别　口感淡而微鲜，具有弹性和韧性。

（4）化学性质　冬虫夏草的化学成分包括多种类型，如脂肪酸、烷烃、三烷基取代苯酚、烯醇、烯醛、维生素、小分子化合物、多糖、粗蛋白、粗脂肪、腺苷、微量元素等。不同产地的冬虫夏草所含化学成分的含量存在差异。通过化学成分进行鉴别时，可采用不同的科学方法。通过分析冬虫夏草中的特定化学成分及其含量，可以作为鉴别真伪及不同产地冬虫夏草的重要依据。如将折断的冬虫夏草断面加碘试液，如果变蓝，则说明是人工冬虫夏草；通过测定冬虫夏草中D-葡萄糖、D-甘露糖和D-半乳糖的比例来判断其多糖的组成及含量，这与冬虫夏草的生长周期相关；此外，还可以通过检测冬虫夏草中的腺苷含量、D-甘露醇含量等活性成分进行鉴别。

（5）现代科技手段　使用X光机检测掺了金属粉的冬虫夏草。因为掺有金属粉的冬虫夏草单根质量至少为原来的8～10倍。大致检测步骤如下：选择合适的X光机，调整参数，进行X光透视和检测，分析图像识别异物，利用专业软件进行分析。通过这一系列操作，可以有效检测并识别出冬虫夏草中掺杂金属粉的情况。

二、掺伪鉴别

野生冬虫夏草因其昂贵的价格，导致市场上不少商贩通过掺假的方式来欺骗消费者。尽管冬虫夏草可简称为"虫草"，但并非所有虫草都能称为"冬虫夏草"（图13-4）。市面上存在以凉山虫草、亚香棒虫草等其他种类虫草假冒的情况，普通消费者往往难以辨别。

（一）亚香棒虫草

亚香棒虫草（图13-5），又称古尼虫草或霍克斯虫草，属麦角菌科，由亚香棒虫草菌寄生在虫草蝙蝠蛾幼虫上形成的子座和幼虫尸体复合体。其虫体类似蚕，近圆柱形，轻微弯曲，长度为2.5～5.2cm，直径为3.6～5.1mm，外包一层类白色的菌膜。去除菌膜后，虫体表面呈棕褐色，头部稍膨大，颜色为深棕，宽度为3.7～6.0mm，并有黑色环纹。子座从寄主头部生长，长度为2.0～7.0cm，直径1.3～3.6mm，鲜时表面为类白色，干燥后变为灰白色至灰褐色，形态为长卵圆形至柱状，常单生，或二叉分枝、成簇生长，成熟时子座与柄界限清晰，无不孕顶端。具有微腥气味和轻微苦味。

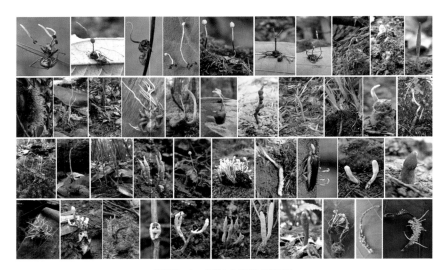

图13-4 各种虫草生长图片

资料来源：青海大学李玉玲研究员提供。

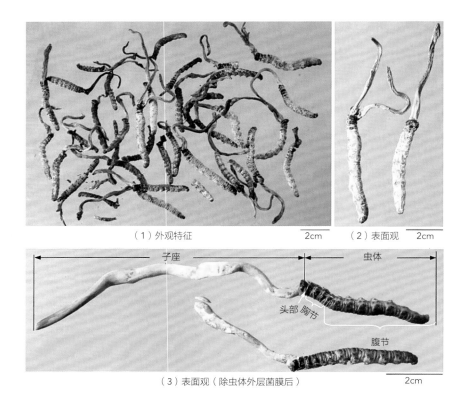

（1）外观特征   2cm   （2）表面观   2cm

（3）表面观（除虫体外层菌膜后）   2cm

图13-5 亚香棒虫草性状特征

资料来源：康帅，2011。

鉴别要点：虫体表面有黑点状气门，虫体中部的表面纹理不呈"一宽三窄"的排列；子座成熟时与柄界限明显，无不孕顶端。个头肥硕有白斑，服用后会有呕吐头晕腹泻等症状。

（二）凉山虫草

凉山虫草（图13-6）为麦角菌科真菌凉山虫草菌寄生在鳞翅目幼虫上的子座及幼虫尸体的干燥复合体。其虫体肥大类似蚕，略呈纺锤形且略扭曲，长度为2.5～4.3cm，直径为5.3～8.3mm，外包裹着黄褐色至棕褐色的菌膜。去除菌膜后，虫体暗红棕色，具有光泽，背侧带有环纹，从头到尾可见一脊状隆起。头部较小，深棕色，宽为2.4～3.3mm，表面光滑且有光泽。腹部有足9～10对，不太明显，且虫体易于断裂，断面内为淡黄白色，周边棕褐色，中央部分呈不规则棕色至棕褐色。子座通常单生，从头顶侧部生长，细长圆柱形，上部可有分枝，呈不规则弯曲或扭曲，长9～26cm，直径1.5～2.8mm，表面黄棕色至黄褐色。其质地稍显木化，易折断，断面近乎白色。气味微弱，口感淡。

鉴别要点：虫体粗短，表面棕黑色，环纹众多且混乱，无特定的"一宽三窄"环纹排列，足不明显；子座超过虫体，可达30cm。

（三）戴氏虫草

戴氏虫草（图13-7）为麦角菌科真菌戴氏虫草菌寄生在鳞翅目昆虫幼虫上的子座

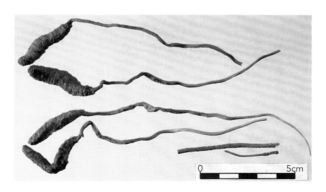

图13-6　凉山虫草性状特征

资料来源：康帅，2011。

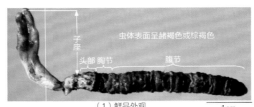

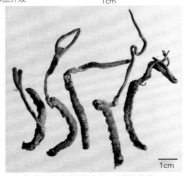

（1）鲜品外观

（2）子座单生或多个簇生

（3）子座或从尾部生出，上部有分枝

图13-7 戴氏虫草特征

资料来源：康帅，2011。

及幼虫尸体的复合体。虫体扁圆柱形，呈弯曲或扭曲状态，长度为2.1～4.3cm，直径3.6～5.1mm。虫体表面常覆盖着褐绿色膜衣，剥去膜衣后显露出棕褐色至深褐色的表面。头部略微膨大，棕褐色，宽为4.0～5.6mm，通常被菌膜包裹，表面较为平滑。

子座通常3～5个簇生于寄主头部，大多从虫体头部前端近口器处生长，偶尔也有从尾部生长的情况。子座近圆柱形，上端常分枝，柄呈弯曲状，长度为1.7～7.0cm，直径1.2～2.1cm，下部常连生，粗约6mm。鲜品子座表面为鲜黄色或黄绿色，干燥后转变为灰褐色至黑褐色。某些子座上端略呈膨大的棒状，逐渐变细，表面粗糙，无不孕端。质地柔韧，易折断，断面边缘深褐色，中央部分类似白色。具有微腥气和微苦味。

鉴别要点：虫体颜色绿褐色至黑褐色，头部棕褐到黑色，子座呈簇生状。

（四）新疆虫草

新疆虫草（图13-8）为麦角菌科真菌细虫草菌寄生在虫草蝙蝠蛾幼虫上的子座及幼虫尸体的复合体。本品多为虫体，少有子座长出。虫体似蚕，近圆柱形，略呈波状弯曲，长2.3～3.8cm，粗 3.2～5.2mm，表面呈土黄色至红棕色。头部较小，黄棕色至深棕色，宽 2.8～3.3mm，表面略皱缩。背侧环纹明显20～40个，腹部有足8

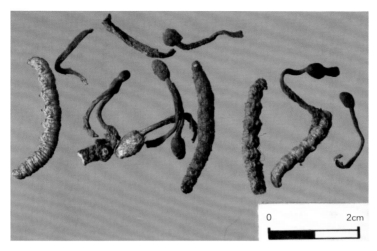

图13-8 新疆虫草性状特征

资料来源：康帅，2011。

对，以中部4对较为明显。子座多单生，柄略弯曲，表面棕褐色至黑褐色，长1.8～2.6 cm，粗1.0～1.5mm。子座上部明显膨大，呈类圆球形，表面密布颗粒状突起，无不孕顶端；子座下端具细纵皱纹。气微，味淡。

鉴别要点：虫体颜色为暗红色或紫红色，中部表面纹理不呈"一宽三窄"排列。通常无子座或子座又细又短，顶端膨大成圆球形。

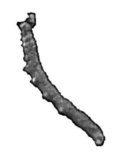

图13-9 尼泊尔虫草

（五）其他虫草

1. 尼泊尔虫草

尼泊尔虫草（图13-9）虫体切面多呈三角形且质量较轻，头部扁平子座细，背部有不规则麻点，颜色黑。

2. 古尼虫草

古尼虫草（图13-10）子座头部膨大且有分支，虫体偏白，虫嘴尖，闻起来有一股鱼腥味。

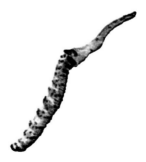

图13-10 古尼虫草

3. 低海拔虫草

低海拔虫草（图13-11）虫体受外界影响停止生长提前死亡，成腐草，虫体发黑空瘪几乎没有营养。

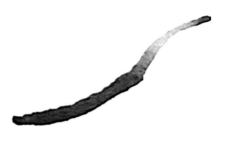

图13-11　**低海拔虫草**

（六）伪制品

1. 拼接

拼接伪品常用外形相似的动植物或其他物体制成，如将唇形科植物地蚕的根茎与桑蚕或僵蚕头部拼接，再附加一个假子座，以冒充冬虫夏草。地蚕的干燥地下块茎纺锤形，两端尖，轻微弯曲，长1.5～4cm，粗3～7mm，外表淡黄色或灰黑色，具4～15个环节，每环节上有点状芽痕和根痕，略显皱缩。质地脆，断面呈类白色，有一棕色环。水浸泡后易膨胀，显现结节状。

鉴别要点：地蚕根茎没有足和气门，环节数量为4～15；水浸泡后环节明显。

2. 压膜

采用石膏粉、豆粉或面粉掺和胶水，在假冬虫夏草模具中压制，形成伪造的"虫体"，后染色并插入假子座（如黄花菜、小草棍或牛皮纸）。这种假冬虫夏草在外形和色泽上与真品极为相似，但整体不自然，虫体表面光滑，环节清晰，腹背部有纵沟，子座缺乏细小的纵向皱纹。气味微弱，味道淡。

鉴别要点：①虫体颜色均匀，足不明显，表面皱缩。②子座类似树枝，表面黑褐色，无细小纵向皱纹。③捏感有面粉质感。④浸水测试后，伪冬虫夏草可能褪色或"虫体"与"子座"分离。

（七）增重

冬虫夏草，一种被广泛誉为"草中黄金"的珍稀中药材，近年来因其显著的健康益处而备受追捧。然而，市场上冬虫夏草的质量良莠不齐，一些商家为了追求更高的利润，不惜采取欺诈手段，向冬虫夏草中掺入各种异物，如全氟三丁胺、盐、糖、白矾、水银、铅丝、石墨等，旨在增加其重量或人为改善其外观质感。这些不当行为不仅侵害了消费者的健康和权利，也对整个冬虫夏草行业的健康发展构成了严重挑战。

鉴于此，本书旨在揭示一些常见的掺假手段，并提供有效的识别技巧，以保护消费者权益。

1．插木棍、金属丝的冬虫夏草

在冬虫夏草尚未完全干燥时，有人会折断虫草并从中插入木棍或金属丝，随后使用胶水黏合。这种掺假手法外观难以直观辨识，但可通过观察折断面或使用磁铁检测是否含有金属成分来鉴别。

2．浸白矾的冬虫夏草

将冬虫夏草浸泡在饱和明矾水中，干燥后的冬虫夏草会变得硬挺，表面类似蜡质，菌座显黑色，口感涩，闻之不具冬虫夏草的自然干香。

3．提纯过的冬虫夏草

通过提取冬虫夏草的醇溶性成分，其营养价值会显著降低。处理后的虫体及菌座变硬，失去了弹性和干香气味。

4．注入水银的冬虫夏草

将冬虫夏草注入水银后干燥，折断面可见少许细颗粒，质量明显增加，放大镜下清晰可见银色球体，X光机透视可见清晰的金属影像。

5．浸盐/糖的冬虫夏草

将冬虫夏草用浓盐水或糖水浸透后再进行干燥处理，这样的冬虫夏草口感咸或甜，失去了冬虫夏草的特有干香味，容易吸湿，触感湿润，浸糖的冬虫夏草在光线下可见闪亮的糖霜。

6．掺铅粉、石墨粉的冬虫夏草

将金属粉末混入发胶后喷涂在冬虫夏草的菌座上以增加重量。简单的检测方法是将菌座湿润后贴在白纸上，即可看到黑色的异物残留在纸上。将冬虫夏草浸泡一段时间后，杂质会沉至底部。

7. 喷水的冬虫夏草

通过触感检测和轻弹冬虫夏草的方法判断是否通过喷水增重。正常含水量约10%的冬虫夏草应易于折断。

8. 掺全氟三丁胺的冬虫夏草

将冬虫夏草浸泡在全氟三丁胺溶液中后干燥，可使冬虫夏草重量最高增加50%。全氟三丁胺无色无味，目前能检测该化合物的机构寥寥无几，使得造假行为变得更为猖獗，严重威胁消费者健康及冬虫夏草行业的发展。

通过以上掺假手段的揭示和鉴别技巧的分享，希望能帮助消费者更好地识别和防范假冒伪劣的冬虫夏草产品，保护自己的权益，同时也为维护冬虫夏草市场的健康发展贡献一份力量。

三、野生冬虫夏草与人工繁殖品的鉴别

（一）冬虫夏草人工繁殖品的性状

虫体形态：虫体略呈扁圆柱形，轻微弯曲，长2.0～4.8cm，直径0.2～0.6cm，分为头部、胸节和腹节。头部较小，表面黄棕至红棕色，略显皱缩。胸节长0.6～0.7cm，表面淡黄色，背侧环纹清晰，放大镜下可见散在的深黄色斑状毛片，腹侧有残留的节钩状胸足。腹节长2.0～4.0cm，表面深黄至黄棕色，放大镜下可见规律散布的黄色类圆形点状毛片，背侧环纹清晰，显示"一宽三窄"规律，腹侧中部有峰状隆起的四对腹足，末端有一对臀足。虫体侧边下缘各有九个黑褐色椭圆环状气门。成熟个体的子座上部略膨大，顶端有圆锥状不孕端，膨大部位表面密布类球形颗粒状突起。子座单生，从虫体头部近中央部分生长，细长圆柱形，多数顺直或部分弯曲，长1～4cm，直径0.1～0.3cm，表面深棕至棕褐色，带有细纵皱纹。质地脆，易折断，虫体断面白色或微黄，可见残留内脏痕迹。子座断面边缘棕褐色，中心近白色（图13-12）。气味微腥，味道微苦。

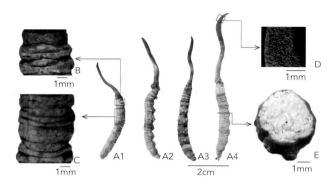

图13-12　冬虫夏草人工繁育品性状

注：A：冬虫夏草人工繁育品（1—背侧观；2—体侧观；3—腹侧观；4—较
成熟个体）；B：虫体胸节（深黄色斑状毛片）；C：虫体腹节（黄色类圆形
点状毛片）；D：子座膨大部位表面观；E：虫体横切面观。

资料来源：康帅等，2020。

（二）野生冬虫夏草与人工繁殖品的鉴别

野生冬虫夏草与其人工繁殖品的鉴别方法如表13-1、图13-13所示。

表13-1　冬虫夏草人工繁育品与野生冬虫夏草的性状比较

研究项目	冬虫夏草人工繁育品	野生冬虫夏草
草头	细长，像针	较粗，有明显的黄金圈
连接处	畸形的细	自然包裹着虫体，形状和虫草一般大
颜色	呈黄白色，不如野生虫草黄亮	深黄色至黄棕色
气味（最容易区分）	基本没气味	浓郁的菌香
手感	物质构造较疏松，较轻	紧实，沉甸甸的
虫体	虫体肥大但前端尖细	整根虫体粗细均匀，掰断后有V字形消化腺

四、不同产地冬虫夏草的鉴别

冬虫夏草作为青藏高原及其周边高海拔地区分布的一种珍稀食药用菌。自冬虫夏草正式命名以来，一些近缘物种先后被描述并发表。这些物种有的在外观上与冬虫夏草很难区分，在产区经常当作冬虫夏草售卖。而且，基于DNA序列的研究表明，还

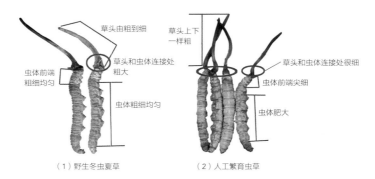

图13-13 野生冬虫夏草与人工繁育冬虫夏草的鉴别
资料来源：国坤堂提供。

有一些在冬虫夏草产区被描述发表的物种可能是冬虫夏草的同物异名，由于缺乏对模式标本的研究，目前Index Fungorum（中译名"真菌索引"）仍将这些名称作为单独的物种处理。这些分类学问题导致冬虫夏草物种概念存在争议，市场上出现大量的伪品，消费者很难区分，也很难维权。

此外，不同产地的冬虫夏草内外品质存在差异，因此价格也相差较大，一般来说，产自高海拔山区、无污染的自然环境中的冬虫夏草品质最好，如西藏那曲和青海玉树被公认为冬虫夏草最好的产地。

除产地影响，冬虫夏草在我国市场价从来都不统一，如断草、瘪草、黑草，新草、陈草，品相好的、品相差的，大的、小的，价格可谓是五花八门。同样原产地的冬虫夏草，每克价格相差近100元。

以前藏族群众冬虫夏草都是在当地的市场交易，由外地人收购，然后再流向全国。由于藏族群众没有销路，很多商家就会趁机打压收购价格，然后再翻倍的卖给冬虫夏草的批发商，批发商再卖给经销商，这样一级一级流通，造成了大量的中间商加价费用。

（一）那曲冬虫夏草

下文将详细介绍如何辨别正宗的那曲冬虫夏草以及它的规格。

1. 鉴别点
（1）触感 足干冬虫夏草，用手指紧捏虫体手上会留下痕迹，草头则是干燥柔软的手感。

（2）气味　正品冬虫夏草稍带有干燥腐烂虫体的腥味和草菇的气味，而那曲冬虫夏草略带酥油茶的香味。

（3）内质　正品冬虫夏草掰开虫体后能看到明显消化腺，大多呈"V"形，肉白新鲜。

2. 规格

关于冬虫夏草的等级，没有统一的标准，零售市场有"一级、二级、三级、王级"之类的说法，但并不通用。冬虫夏草交易市场默认以冬虫夏草的大小和条数作为规格依据，即以每千克所含有的冬虫夏草的条数来划分。不同产地根据冬虫夏草的大小和条数，价格也不相同。同克数，条数越少价格越高。那曲冬虫夏草的规格区分如图13-14所示。

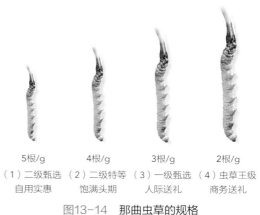

5根/g　4根/g　3根/g　2根/g
（1）二级甄选　（2）二级特等　（3）一级甄选　（4）虫草王级
自用实惠　饱满头期　人际送礼　商务送礼

图13-14　那曲虫草的规格

（二）冬虫夏草产地溯源技术

冬虫夏草产地溯源技术的应用，是追踪产品来源和原产地信息的重要手段。这种技术能确保原产地食品保持其独特品质，保障食品来源的真实性，特别对地理标志产品，有效辨别产地真伪，保证质量安全。利用物联网、化学成分分析和生物分子技术等，可以有效打击以次充好行为，减少欺诈，避免商业纠纷，增强消费者对食品安全的信任。

国坤堂联合中国科学院西北高原生物研究所等单位成功搭建了行业第一个溯源平台——青藏高原冬虫夏草溯源管理平台（图13-15），并设计出冬虫夏草溯源码，可辨别真伪并获取全程追溯信息，为冬虫夏草市场的规范做出巨大贡献。

五、地理标志认证

地理标志产品是指那些源自特定地理区域，并且其质量、声誉或其他特性主要得

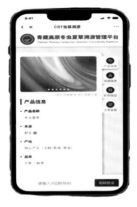 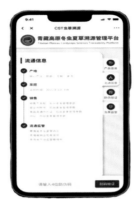 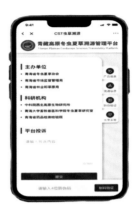

图13-15　青藏高原冬虫夏草溯源管理平台

资料来源：国坤堂联合中国科学院西北高原生物研究所魏立新研究员提供。

益于该地区的自然和人文因素的产品。这些产品通常与当地的传统和文化紧密相关，并且受到法律保护，以确保其真实性和独特性。地理标志（GI）是一种知识产权形式，用于标识产品来源于某个特定的地理区域，并且该产品的质量、特性或声誉主要得益于该地区的自然条件或人文实践。

地理标志产品承载着当地的文化遗产和传统工艺，有助于保护和传承独特的文化元素。它们代表了特定地区的高品质标准，消费者可以信赖这些产品的真实性和质量。地理标志产品往往能够提升地区的经济价值，增加当地生产者的收益。同时，地理标志为消费者提供了一个明确的识别系统，可以帮助消费者选择和购买具有特定地理和文化特征的产品，有助于防止不公平竞争和误导性标签，防止消费者遭受欺诈。

地理标志产品通常需要经过官方注册，以获得法律保护。注册过程包括证明产品与特定地理区域的联系，以及该地区特有的生产方式。如法国香槟，只有在法国香槟地区按照特定工艺生产的起泡酒才能被称为香槟；意大利帕尔马火腿，以其独特的风味和制作工艺闻名，只能在意大利帕尔马地区生产。

随着全球化和消费者对高品质、地道产品需求的增加，地理标志产品在国际贸易中的地位越来越重要。它们不仅促进了文化交流，也为生产地区带来了经济利益。地理标志产品是国际贸易中的一个重要组成部分，它们不仅代表了一种产品，更是一种文化和地域身份的象征。保护和推广地理标志产品对于维护文化多样性和促进可持续发展具有重要意义。

2022年6月16日，根据《地理标志产品保护规定》，青海国坤堂健康管理有限公司向青海省知识产权管理部门提出地理标志专用标志使用申请，经过审核及国家知识产权局审查认定，给予注册登记，获得地理标志产品保护；并参加制定《地理标志产品　青海冬虫夏草》（DB/63T 890—2024），进一步规范了冬虫夏草市场。

第二节　科技创新与未来产业趋势

一、冬虫夏草真伪的分子鉴定

鉴于冬虫夏草的重要药用和经济价值，市场产品的复杂性及掺伪多样性要求高效的鉴伪方法。分子鉴定技术以其特异性、灵敏度和准确性，成为准确鉴别冬虫夏草真伪的重要手段。18S rRNA基因测序是一种有效的方法，它能够区分冬虫夏草与其混淆品北虫草和亚香棒虫草，其18S序列相似度分别为91.74%和91.37%。此外，核糖体核糖核酸（rRNA）测序和高效液相色谱（HPLC）指纹图谱也是重要的鉴别手段，它们可以从遗传本质和化学成分两个角度对冬虫夏草进行真伪鉴别。特异性引物设计在ITS1区的酶联免疫吸附法鉴别体系能够准确、快速地鉴别冬虫夏草及其伪品。此外，通过聚合酶链反应（PCR）扩增线粒体细胞色素C氧化酶亚基Ⅰ（COⅠ）的编码基因，结合限制性内切酶片段长度多态性法，可以进一步区分冬虫夏草与人工发酵菌丝体。

因此，冬虫夏草的真伪鉴定应采用多种生物学方法，包括但不限于18S rRNA基因测序、rDNA测序、HPLC指纹图谱、特异性引物设计的酶联免疫吸附体系以及COⅠ的PCR扩增等方法。这些方法各有优势，结合使用可以提高鉴定的准确性和可靠性。随着分子检测技术的不断进步，新技术和新平台的开发将为冬虫夏草包括各类动植物源性成分的食品和药品鉴伪、定量检测提供更多选择，并为其质量评价提供全面、多维度的评价指标。

二、冬虫夏草新功能的挖掘

当前研究主要关注冬虫夏草中的腺苷、多糖和虫草素等成分，而忽略了其他潜在活性成分，这限制了新药理作用的发现。研究机构应加强合作，深入研究冬虫夏草的生物学基础，探索其特异性代谢物的药理作用，为冬虫夏草及其发酵菌丝体的进一步开发利用提供科学依据。近期研究发现，国坤堂所得的冬虫夏草超微粉中腺苷、多糖含量均大幅提高，并通过大鼠体内实验，发现直接服用冬虫夏草超微粉制品或更有利于活性物质麦角固醇和谷固醇的体内吸收。中国科学院应用网络药理学和分子对接技术探索了冬虫夏草干预COPD的分子机制，并采用气道内注入脂多糖和反复被动吸烟法建立大鼠慢阻肺模型，结果表明：冬虫夏草给药组显著降低炎症因子水平，改善COPD引起的肺组织损伤；冬虫夏草干预COPD的代谢通路包括：甘油磷脂代谢、谷胱甘肽代谢、色氨酸代谢、磷酸戊糖途径等。此外，冬虫夏草与mPD-1抑制剂联用，能够显著抑制Lewis肺癌小鼠的肿瘤的生长，并且增加了肿瘤组织的T细胞浸润，降低了免疫抑制性细胞treg的数量，改善了肿瘤组织免疫抑制性微环境。

三、冬虫夏草适生区预测

冬虫夏草的产量和分布受海拔、光照、相对湿度、温度、植被和土壤等环境因素影响。特别是温度和降水对其产量影响显著。青藏高原地区气候变暖和生态环境变化导致冬虫夏草分布出现明显的两极分化，其分布海拔线趋向上移，分布范围逐渐缩小。研究冬虫夏草的地理分布与环境因子的关系，寻找其潜在适生区，对于合理利用和保护冬虫夏草资源至关重要。

第三节　小结

本章内容综合了冬虫夏草的性状识别、掺伪鉴别、人工繁殖品与野生品的区分方法，以及不同产地冬虫夏草的鉴别技巧。同时，探讨了冬虫夏草的真伪分子鉴定、新功能挖掘和适生区预测等内容，为冬虫夏草的合理利用和保护提供了科学依据。

参考文献

[1]　Li Y，Wang X L，Jiao L，et al. A survey of the geographic distribution of *Ophiocordyceps sinensis* [J]．The Journal of Microbiology，2011，49（6）：913-919.

[2]　Quan P L，Sauzade M，Brouzes E. dPCR：A technology review [J]．Sensors，2018，18（4）：1271.

[3]　Zhang X，Wang M，Qiao Y，et al. Exploring the mechanisms of action of *Cordyceps sinensis* for the treatment of depression using network pharmacology and molecular docking [J]．Annals of Translational Medicine，2022，10（6）：282.

[4]　才旦卓玛，杨莹，孟国良，等．西藏自治区冬虫夏草采挖、经营现状与发展建议 [J]．食药用菌，2023，31（2）：85-90.

[5]　陈璐，万德光，国锦琳．冬虫夏草及其混淆品的鉴别 [J]．时珍国医国药，2010，21（1）：18-20.

[6]　陈小秋，刘宝玲，赵中振，等．冬虫夏草与其混淆品的性状及显微鉴别研究 [J]．中国中药杂志，2011（9）：1141-1144.

[7]　董彩虹，李文佳，李增智，等．我国虫草产业发展现状、问题及展望——虫草产业发展金湖宣言 [J]．菌物学报，2016，35（1）：1-15.

[8]　段庆梓，尚柯，张良，等．冬虫夏草的分子鉴定方法 [J]．华西药学杂志，2017，32（2）：205-207.

[9]　范长风．青藏地区冬虫夏草的经济形态和文化变迁 [J]．民俗研究，2016（1）：118-128.

[10]　傅道珍．冬虫夏草与其代用品、伪品的鉴别 [J]．中国医院药学杂志，2000，（8）：39-41.

[11]　高明，王俊升，曾金玲，等．冬虫夏草与几种常见伪品的鉴别 [J]．中药材，2011（2）：213-216.

[12]　韩日畴，吴华，陶海平，等．中国冬虫夏草研发70年 [J]．应用昆虫学报，2019，56（5）：849-883.

[13]　侯兴建．浅谈中药冬虫夏草的真伪鉴别分析 [J]．中医临床研究，2012（2）：47-48.

[14]　康帅．冬虫夏草与其混淆品的生药学鉴别研究 [D]．北京：中国药品生物制品检定所，2011.

[15]　康帅，连超杰，郑玉光，等．冬虫夏草人工繁育品的性状和显微鉴别研究 [J]．中国药学杂志，2020，55（15）：1248-1252.

[16] 李春红，谢美霞，沈千汇，等. 基于虫菌双重PCR快速鉴别冬虫夏草［J］. 菌物研究，2020，18（2）：74-79.

[17] 李奎，李琦，袁媛，等. 环介导等温扩增法鉴定检测冬虫夏草［J］. 中草药，2011（8）：1605-1608.

[18] 李文佳，汪小东，艾中，等. 冬虫夏草真伪鉴别方法研究进展［J］. 中国现代中药，2014，16（11）：881-887，920.

[19] 梁静. 青海省冬虫夏草适生区预测研究［D］. 西宁：青海大学，2023.

[20] 陆焦焦. 基于DNA条形码的冬虫夏草鉴别及产地溯源研究［D］. 扬州：扬州大学，2022.

[21] 潘映秋，夏慧丽，洪亮，等. 冬虫夏草微滴式数字聚合酶链式反应定量检测方法的建立及应用［J］. 医疗装备，2023，36（8）：32-35.

[22] 潘映秋，洪亮，王黎. 冬虫夏草分子鉴定方法研究进展［J］. 光明中医，2023，38（1）：200-203.

[23] 宋晓霞. 中药冬虫夏草的真伪鉴别［J］. 中国医药指南，2019，17（1）：168.

[24] 肖梦君，何敏，唐楚煜，等. 基于CiteSpace知识图谱的冬虫夏草研究热点与前沿分析［J］. 菌物学报，2023，42（12）：2388-2406.

[25] 徐丽，王小平，张雪峰. 冬虫夏草与其他品系虫草及其混伪品的18S rRNA基因测序鉴别研究［J］. 中国医药指南，2012（12）：413-415.

[26] 杨艳青，段军华. 冬虫夏草与其伪品的鉴别［J］. 世界中西医结合杂志，2012（1）：31-33.

[27] 殷仁亭. 冬虫夏草及其混淆品亚香棒虫草的鉴别［J］. 基层中药杂志，2000，14（2）：19-20.

[28] 元英群，丁爽，刘红. 冬虫夏草鉴别方法的研究进展［J］. 现代药物与临床，2012（6）：652-654.

[29] 张贵君. 中药鉴定学［M］. 北京：科学出版社，2002.

[30] 张喜库，刘桐辉. 冬虫夏草特异性PCR鉴定方法研究［J］. 中国医药科学，2015，5（9）：55-57.

[31] 张成瑞，田泽园，范琪，等. 冬虫夏草资源发展现状及可持续利用分析［J］. 中国食用菌，2021，40（10）：79-88.

[32] 张行方，乔亚俊，戎林，等. 基于网络药理学和分子对接技术探究天然冬虫夏草多糖抗抑郁作用机制［J］. 青海科技，2023，30（6）：63-74.

[33] 张文娟，王晓，张萍，等. 冬虫夏草与5种人工发酵菌丝体的DNA分子鉴别方法［J］. 药物分析杂志，2015，35（8）：1354-1357.

[34] 钟欣，招淑燕，刘昕．冬虫夏草与亚香棒虫草的分子及化学指纹图谱鉴别［J］．中国食品学报，2009，9（1）：175-182.

附 录

规范性引用文件

▼ 附录一
冬虫夏草相关标准

▼ 附录二
《中华人民共和国药典（2020年版）》一部——冬虫夏草

附录一 冬虫夏草相关标准

规范性引用文件	二维码
《冬虫夏草采挖作业技术规程》（DB54/T 0164—2019）	
《冬虫夏草子座》（T/QCSA 3—2022）	
《冬虫夏草含片》（T/SZZX 008—2021）	
《地理标志产品　青海冬虫夏草》（DB63/T 890—2024）	

ICS　11.120.10
CCS　C　23

T/QCSA

团　　体　　标　　准

T/QCSA 1 -2023

冬虫夏草（鲜品）

2023 年 7 月 25 日发布　　　　　　2023 年 7 月 25 日实施

青海省冬虫夏草协会　发布

T/QCSA 1 —2023

目　次

T/QCSA 1—2023

前　言

本文件按照GB/T 1.1—2020《标准化工作导则　第1部分：标准化文件的结构和起草规则》的规定起草。

请注意本文件的某些内容可能涉及专利。本文件的发布机构不承担识别专利的责任。

本文件由青海省冬虫夏草行业协会归口。

本文件起草单位：青海省畜牧兽医科学院、青海省冬虫夏草协会、青海省玛可河林业局、西宁市湟中区林业和草原局、玉树市林业和草原综合服务中心、大通回族土族自治县实验林场、玉树州江之源冬虫夏草专业合作社、玉树州冬虫夏草协会、青海保惠堂生物科技有限公司、青海悦纳生物科技有限公司、青海御品商贸有限公司、青海新泰行生物科技有限公司、浙江国坤堂健康产业发展有限公司、玉树市畜牧兽医工作站、玉树市雍鹏畜牧养殖专业合作社负责起草。

本文件主要起草人：王生云、李秀璋、李玉玲、张桂萍、汤中和、马晓林、逯亚玲、姚孝宝、金晓燕、朱锦毅、刘俊庆、刘蓉蓉、刘昊、王东、林玉波、肖利成、徐青、昂加才文。

T/QCSA 1 —2023

冬虫夏草（鲜品）

1 范围

本文件规定了冬虫夏草（鲜品）的术语和定义、技术要求、检验方法、检验规则、标志标签、包装及贮存。

本文件适用于采集自青海省冬虫夏草产区内，海拔≥3500m，采集时间为4月上旬至6月下旬的冬虫夏草采挖季节内的野生冬虫夏草（鲜品）。

2 规范性引用文件

下列文件对于本文件的应用是必不可少的。凡是注日期的引用文件，仅注日期的版本适用于本文件。凡是不注日期的引用文件，其最新版本（包括所有的修改单）适用于本文件。

GB 4789.3 食品安全国家标准 食品微生物学检验 大肠菌群测定

GB 4789.4 食品安全国家标准 食品微生物学检验 沙门氏菌检验

GB 4789.5 食品安全国家标准 食品微生物学检验 志贺氏菌检验

GB 5009.3 食品安全国家标准 食品中水分的测定

GB 5009.11 食品安全国家标准 食品中总砷及无机砷的测定

GB 5009.12 食品安全国家标准 食品中铅的测定

GB 5009.17 食品安全国家标准 食品中总汞及有机汞的测定

GB 5009.34 食品安全国家标准 食品中二氧化硫的测定

GB 7718 食品安全国家标准 预包装食品标签通则

JJF 1070 定量包装商品净含量计量检验规则

中华人民共和国药典 2020年版 一部

3 术语和定义

下列术语和定义适用于本文件。

3.1

冬虫夏草

俗称虫草（以下简称"虫草"），为麦角菌科真菌冬虫夏草菌 Cordyceps sinensis (Berk.) Sacc. 寄生在蝙蝠蛾科 Hepialidae 昆虫幼虫后发育成的子座和充满菌丝的僵虫的复合体。

3.2

T/QCSA 1 —2023

冬虫夏草（鲜品）

夏初冬虫夏草子座出土、孢子未发散时采集，除去泥土及虫体外菌膜，不经过任何干燥过程的冬虫夏草。

3.3

腺苷

虫草中的营养物质之一。

3.4

断根率

散装产品中，每500g成品中允许存在的断根占比率。

3.5

无使用价值的虫草

指病斑和霉变的虫草。

4　虫草的定性鉴别

4.1

假虫草

用面粉、滑石粉等非虫草类物质，加工成具有类似虫草的外形，但不具备虫草的功效的人工复合品。

4.2

伪虫草

寄生在非蝙蝠蛾科昆虫幼虫后发育成的子座和充满菌丝的僵虫的复合体。

4.3

劣虫草

4.3.1　在虫草中添加防腐剂、着色剂、金属类物质、可影响产品性能、重量或颜色等的虫草。

4.3.2　套接（粘接）虫草

真虫体套接、粘接假子座（人为用非虫草类物质加工成的，不具有使用价值的）；真子座套接、粘接假虫体的虫草。

5　技术要求

5.1

原料

虫体饱满，成熟度好，虫体洁净、干燥，子座完整。无腐烂、霉变或虫蛀，无明显肉眼可见外来杂质。

5.2

虫草性状

5.2.1 形体

由虫体与从虫头壳缝处长出的真菌子座相连而成。虫体似蚕，长约 1.6 cm～6.5 cm，直径约 0.20 cm～0.8cm；表面粗糙、质脆、易折断、断面略平坦，淡黄白色。子座俗称"草头"，基部较粗，末端渐细，细长圆柱形，长约1cm～7cm；表面深棕色至棕褐色，有细纵皱纹，质柔韧，断面类白色。

5.2.2 色泽

虫体表面深黄色至黄棕色，头部红棕色。

5.2.3 气味与滋味

气微腥，味微苦。

5.2.4 环纹

虫体环纹明显，有环纹20～30个，近头部环纹较细。

5.2.5 虫足

足8对，其中近头部3对、尾部1对，中部4对较明显。

5.3

感官

5.3.1 等级划分

等级划分要求见表1

T/QCSA 1 —2023

表1 外观等级划分

项目		范 围	要 求	色泽	气味与滋味	假、伪、劣及无使用价值虫草	病虫害
形体等级		特优一级品	虫体长度 ≥4.0cm，直径≥0.50cm。	深黄色至黄棕色。	具有本品应有的气味、气微腥，味微苦，无异味。	不允许存在。	不允许。
		特优二级品	3.5cm≤虫体长度<4.0cm，0.45≤直径<0.5cm。				
		特级品	3.0cm≤虫体长度<3.5cm，0.4 cm≤直径<0.45cm。				
		一级品	2.8cm≤虫体长度<3.0cm，0.38 cm≤直径<0.4cm。				
		二级品	2.7cm≤虫体长度<2.8cm，0.35 cm≤直径<0.38cm。				
		三级品	2.6cm≤虫体长度<2.7cm，0.32 cm≤直径<0.35cm。				
		四级品	2.4cm cm≤虫体长度<2.6cm，0.25≤直径<0.32cm。				
		等外品	虫体长度<2.4cm，直径<0.35cm。				

注：直径从虫足部开始至虫体背部量取。

1

T/QCSA 1 —2023

5.3.2　冬虫夏草（鲜品）与人工繁育冬虫夏草的比较

冬虫夏草（鲜品）与人工繁育冬虫夏草的比较参见附录A。

5.4

理化指标

理化指标见表2。

表2　理化指标

项　　　　目	指　　　标
水分　%	60.0～80.0
杂质　%	≤ 1.00
砷（以As计）mg/kg	≤ 0.50
铅（以Pb计）mg/kg	≤ 1.00
汞（以Hg计）mg/kg	≤ 0.20
腺苷　%	≥ 0.01
二氧化硫　残留量	不得检出

5.5

微生物指标

微生物指标见表3。

表3　微生物指标

项　　　　目	指　　　标
大肠菌群（MPN/100g）	≤ 90
致病菌（沙门氏菌、志贺氏菌）(CFU/g)	不得检出

5.6

特殊规定

5.6.1　冬虫夏草（鲜品）为纯天然野生物质，不准许使用化学方式处理（如：使用硫黄熏制等）。

5.6.2　不准许添加防腐剂；不准许使用着色剂。

5.6.3　不准许添加金属类物质（如：注入、裹杂金属或重金属类物质等）。

5.6.4　不准许添加可影响产品性能、影响产品重量或颜色的任何异物（如：在子座上裹杂水泥等）。

5.6.5　虫草如断裂，不得连接。

5.7

净含量

单件定量包装产品的净含量，应符合《定量包装商品计量监督管理办法(国家质量监督检验检疫总局令第75号)》的规定。

6　检验方法

1

T/QCSA 1 —2023

6.1

原料感官要求

6.1.1　外观及性状

将样品铺放在检验台上，在自然光下观察其色泽、形状、成熟度，虫草的形状、长度、直径，按5.1、5.2及表2内容用千分尺、天平（精度0.001g）检测。

6.2

理化指标

6.2.1　水分

按GB5009.3的规定检测。

6.2.2　杂质

随机选取10根完整样品，称其总重，用软硬适中的毛刷刷落样品表面的灰土等杂质，将刷落的杂质一并收集称重。　　杂质按公式（1）计算：

$$杂质（\%）= \frac{M}{W} \times 100\% \quad\text{————————————（1）}$$

式中：M——杂质重，g；

W——试样重，g。

6.2.3　砷

按GB/T5009.11规定的方法进行检验。

6.2.4　铅

按GB/T5009.12规定的方法进行检验。

6.2.5　汞

按GB/T5009.17规定的方法进行检验。

6.2.6　腺苷

按附录B。

6.3

微生物指标

6.3.1　大肠菌数

按GB4789.3的规定检验。

6.3.2　致病菌

按GB4789.4、GB4789.5的规定检验。

6.4

二氧化硫残留量的检验

按GB/T 5009.34规定的方法进行检验。

6.5

净含量

2

T/QCSA 1 —2023

产品净含量按JJF 1070的规定进行检验。

7 检验规则

7.1

定性鉴别

产品可先进行定性鉴别，如符合第4章其中一项规定的，不对其进行抽样。

7.2

抽样

从同一时间、同地点、同等级虫草成品中，随机抽取30根，其中20根用作检验，余样封存备查。

7.3

出厂检验和型式检验

7.3.1　出厂检验：每批产品均须进行感官、净含量及水分检验，检验合格并附有产品合格证后方可出厂。

7.3.2　型式检验：检验项目为技术要求中的全部项目。有下列情况之一时应进行型式检验：

    a)　当原料、工艺发生重大变化可能影响产品质量时：

    b)　国家质量监督机构提出要求时。

7.4

判定规则

7.4.1　检验项目全部检验合格为合格品。如有一项不合格，应从留样中加倍抽样对不合格项目进行复检。复检结果仍不合格，则判定该批产品为不合格品。

7.4.2　微生物指标有一项不合格时，不允许复检，并判定为不合格产品，不合格产品不得出厂。

7.4.3　当供需双方在产品保质期内对产品质量发生争议时，由具有资质的第三方检测机构进行仲裁检验。

8 标志、标签、贮存和保质期

8.1

标志、标签

应符合GB7718的规定。

8.2

贮存

T/QCSA 1 —2023

温度≤-20℃，相对湿度≤30%。

8.3

保质期

成品在符合本标准条件下，保质期为 30 天。

4

附录A

（规范性附录）
冬虫夏草（鲜品）与人工繁育冬虫夏草的感官比较

类别	冬虫夏草（鲜品）	人工繁育冬虫夏草
寄主	刚察无钩蝙蛾　　　*Ahamus gangcaensis* 门源无钩蝙蛾　　　*Ahamus menyuanensis* 玉树钩蝙蛾　　　　*Ahamus yushuensis* 杂多无钩蝙蛾　　　*Ahamus zadoiensis* 称多蝙蛾　　　　　*Hepialus chinduensis* 条纹蝙蛾　　　　　*Hepialus gannaensis* 贵德蝙蛾　　　　　*Hepialus guidera* 拉脊蝙蛾　　　　　*Hepialus lagii* 碌曲蝙蛾　　　　　*Hepialus luquensisi* 玛沁蝙蛾　　　　　*Hepialus maqenensis* 久治丽蝙蛾　　　　*Magnificus jiuzhiensis* 治多丽蝙蛾　　　　*Magnificus zhiduoensis* 暗色拟蝙蛾　　　　*Parahepial usnebulosus* 虫草钩蝙蛾　　　　*Thitarodes armoricanus* 斜脉钩蝙蛾　　　　*Thitarodes oblifurcus* 循化钩蝙蛾　　　　*Thitarodes xunhuaensis*	小金蝙蛾 *Hepialus xiaojinensis*
生长环境	高寒草甸	室内
时间	每年4-6月仅40天左右	全年
同级别重量	单体重量较重	单体重量轻
子座	有渐变色	渐变色不明显
气味	浓郁	味极淡
虫与草接洽部位特征	饱满	有凹陷
药典记载	有	无

T/QCSA 1 —2023

附录 B

（规范性附录）
腺苷的测定方法

B.1 腺苷

B.1.1 含量测定

B.1.2 依照高效液相色谱法（中国药典 2020 版四部 61 页）测定。

B.1.2.1 色谱条件与系统适用性试验

以十八烷基硅烷键合硅胶为填充剂；磷酸盐缓冲液（pH6.5）[取 0.01mol/L 磷酸二氢钠 68.5ml 与 0.01mol/L 磷酸氢二钠 31.5mL，混合（pH6.5）]—甲醇（85:15）为流动相；检测波长为 260nm。理论板数按腺苷峰计算应不低于 2000。

B.1.2.2 对照品溶液的制备

取腺苷对照品适量，精密称定，加 90% 甲醇制成每 1mL 含 20μg 的溶液，摇匀，即得。

B.1.2.3 供试品溶液的制备

取本品粉末（过三号筛）约 0.5g，精密称定，置具塞锥形瓶中，精密加入 90% 甲醇 10ml，密塞，摇匀，称定重量，加热回流 30 分钟，放冷，再称定重量，用 90% 甲醇补足减失的重量，摇匀，滤过，取续滤液，即得。

B.1.2.4 测定法

分别精密吸取对照品溶液与供试品溶液各 10μl，注入液相色谱仪，测定，即得。

B.1.3 本品含腺苷（$C_{10}H_{13}N_5O_4$）不得少于 0.010%。

附录二　《中华人民共和国药典（2020年版）》一部——冬虫夏草

　　本品为麦角菌科真菌冬虫夏草菌Cordyceps sinensis（BerK.）Sacc. 寄生在蝙蝠蛾科昆虫幼虫上的子座和幼虫尸体的干燥复合体。夏初子座出土、孢子未发散时挖取，晒至六七成干，除去似纤维状的附着物及杂质，晒干或低温干燥。

【性状】

　　本品由虫体与从虫头部长出的真菌子座相连而成。虫体似蚕，长3~5cm，直径0.3~0.8cm；表面深黄色至黄棕色，有环纹20~30个，近头部的环纹较细；头部红棕色；足8对，中部4对较明显；质脆，易折断，断面略平坦，淡黄白色。子座细长圆柱形，长4~7cm，直径约0.3cm；表面深棕色至棕褐色，有细纵皱纹，上部稍膨大；质柔韧，断面类白色。气微腥，味微苦。

【检查】

　　重金属及有害元素　照铅、镉、砷、汞、铜测定法（通则2321原子吸收分光光度法或电感耦合等离子体质谱法）测定，铅不得过5mg/kg；镉不得过1mg/kg；汞不得过0.2mg/kg；铜不得过20mg/kg。

【含量测定】

　　照高效液相色谱法（通则0512）测定。

　　色谱条件与系统适用性试验　以十八烷基硅烷键合硅胶为填充剂；以磷酸盐缓冲液（pH 6.5）[取0.01mol/L磷酸二氢钠68.5mL与0.01mol/L磷酸氢二钠31.5mL，混合（pH 6.5）]–甲醇（85：15）为流动相；检测波长为260nm。理论板数按腺苷峰计算应不低于2000。

　　对照品溶液的制备　取腺苷对照品适量，精密称定，加90%甲醇制成每1mL含20μg的溶液，即得。

　　供试品溶液的制备　取本品粉末（过三号筛）约0.5g，精密称定，置具塞锥形瓶中，精密加入90%甲醇10mL，密塞，摇匀，称定重量，加热回流30min，放冷，再称定重量，用90%甲醇补足减失的重量，摇匀，滤过，取续滤液，即得。

　　测定法　分别精密吸取对照品溶液与供试品溶液各10μL，注入液相色谱仪，测定，即得。

　　本品含腺苷（$C_{10}H_{13}N_5O_4$）不得少于0.010%。

【性味与归经】

　　甘，平。归肺、肾经。

【功能与主治】

　　补肾益肺，止血化痰。用于肾虚精亏，阳痿遗精，腰膝酸痛，久咳虚喘，劳嗽咯血。

【用法与用量】

　　3~9g。

【贮藏】

　　置阴凉干燥处，防蛀。

（资料来源：国家药典委员会. 中华人民共和国药典［M］. 北京：中国医药科技出版社，2020。）